소화불량의 정확한 원인을 알면 3일 만에 완쾌된다

만성소화불량

3일 만에 탈출하기

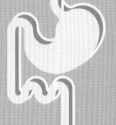

소화불량만 해결하여도 인체의

여러 질병이 스스로 물러난다

| 서론

　나는 박사도 의사도 아니다. 또한 전문적인 의학지식을 공부한 것도 아니다. 그럼에도 불구하고 이 책의 제목을 만성소화불량 3일 만에 탈출하기라고 허무맹랑한 주장을 한 나의 책을 구입하고 정독하기를 시작하신 독자님에게 먼저 복이 있음을 축하드리고 책의 내용을 한 글자 한 글자 정성을 기울여 읽어 주시기를 부탁드린다.

　왜냐하면 지금부터 내가 말하는 이론들은 학교에서 배운 적도 없고 가르친 적도 없으며 기존 의학서적에 등재된 적도 없고, 의사는 더더욱 말한 적이 없는, 세상 그 어디에도 존재하지 않는 이론이므로 집중하지 않으시면 이해하지 못하는 오류를 범하실지도 모르기 때문이다.

　내가 이런 소화불량의 치료법을 찾게 된 것은 어릴 적부터 앓아온 소화불량을 병원에서 해결하지 못하였기에, 소위 말하는 민간요법이나 대체요법을 배우고 스스로 치료하다 보니 소화불량이 발생하는 원인과 그 치료법을 찾게 된 것이다.

　나는 박사도 의사도 아니므로 표현방법은 전문적인 용어나 고상하고 유식한 단어들이 배제되고 손쉽고 전문의학지식이 없더라도 이해할 수 있는 수준이 될 것이며 정확하게 설명하지 못하는 부분들은 "추측을 한다." 라고 표현할 것이다. 그렇지만 그런 표현이 소화불량을 이해하고 치료하는 데에는 아무런 문제가 되지 않을 것이다.

다시 한 번 강조하지만 내가 지금부터 밝히려는 만성소화불량 및 각종 소화기 질병의 원인은 지금까지 그 어느 누구도 제시하지 못한 것이며 전혀 새로운 이론이다. 하지만 그 어떤 소화기 계통의 질병이라도 정확하게 원인을 제시할 것이며 앞뒤가 딱 맞아 떨어지는 명쾌함을 가져다줄 것이다.

　나의 소화불량은 5-6세 때로 거슬러 올라간다. 사실 기억이 나지 않아서 5-6세로 추정할 뿐이지 그 이전이 될지도 모르겠다. 즉, 태어나면서부터라고 해야 옳을지도 모르겠다. 여하튼 나는 어릴 적부터 밥을 먹으면 토하기가 일쑤이고 늘 두통에 시달려 이 병원 저 병원을 찾아 다녔으며 한의원을 찾아 침을 맞기도 하였고 한약을 먹는 등, 백방의 노력을 하였으나 아무런 소용이 없었다.

　결국 스무 살이 채 되기도 전에 서점을 돌며 건강에 관련된 서적을 뒤지기 시작했으며 이런 저런 민간, 대체치료법들과 마주하기 시작했다. 그러다가 거의 40년 이상을 돌아 비로소 만성소화불량의 원인과 그 치료법을 명쾌히 밝히게 되었다.

　나는 이 보잘것없는 한 권의 책이 만성소화불량에 대해 현대의학이 밝히지 못하며 치료방법을 제시하지 못하고 있는 현실에 대해 개탄을 금치 못하며 수많은 환자들의 고통을, 제목에서 3일 만에 탈출한다고 한 것처럼 아주 오래되고 악성의 환자 일부를 제외하고는 거의 대부분의 소화불량 환자들은 1시간 내에 증상이 나아지는 것을 느낄 수 있으며 3일 내에 거의 완치 수준으로 좋아지는 것을 경험하게 해줄 것으로 확신한다.

| 필자가 걸어온 길

앞서 서론에서 밝힌 대로 나는 스무 살이 되기도 전에 나의 소화불량을 해결하기 위해 긴 행보를 시작하였다.

내가 맨 처음으로 접하였던 치료법은 '마인드컨트롤' 이라는 서적이었다. 너무 오래된 일이라 기억은 희미하지만 마음을 집중하여 자신의 질병을 스스로 치료하는 방법으로 기억된다. 이 방법은 집중을 하지 못해서인지 아니면 치료방법의 문제였는지 별 효과가 없었다.

이후 '단학선원'을 찾아 명상수련을 하였고 '천도선법'이라는 곳도 방문을 하였다. 이 두 곳에서 오랫동안 머물지는 않았다. 이 방법들이 나를 치료하게 할 것이라는 생각을 떨쳐 버리는 데에는 오랜 시간이 걸리지 않았다.

또 나는 '초염력'이라는 치료법과도 인연을 가졌었다. 인간이 살아가는데 필요한 에너지를 공급하여 질병을 치료한다는 것인데 이 시기에 나는 실제로 1분 정도의 '초염력'을 통해 오랫동안 앓아왔던 두통을 치료하였다. 이후 두통이 다시 재발하는 데까지 10여년이 걸렸으니 전혀 도움이되지 않았다고 말할 수는 없다.

그러던 중에 침법과 뜸법을 알게 되었다. 하지만 침법과 뜸법으로도 나의 소화불량은 요지부동이었다. 하지만 간단한 질병들은 침법과 뜸법으로 치료되는 사례는 대단히 많았으며 이 시기에 나는 많은 환자들을 치료하였고 나의 질병을 치료하기 위해 공부한 방법들로 소위 말하는 '돌팔이'가 되어가고 있었다.

　그 무렵 나는 이침, 족침, 대침, 봉침, 각종 뜸법, 체형교정, 경락 마사지 등등 우리나라에서 시행되고 있는 거의 모든 대체치료법들을 배우게 되었다. 하지만 이런 모든 방법들이 효과가 미약하여 중증의 환자에게는 별 효과가 없었다. 그 이유는 앞으로 차츰차츰 밝혀나갈 것이다. 다만 한 가지, 흉추를 교정하는 방법은 이 시기에 내가 알게 된 중요한 방법이며 흉추를 바로 펴는 것이 어떤 이유에서 소화불량을 해결하는가에 대해서는 먼 후일에야 알 수 있었다.

　흉추를 바로 편다는 것, 흉추교정은 그동안의 어떤 치료방법보다 소화불량 증세를 완화시키는 데 효과적이었다. 간단한 소화불량 증세는 즉시 해소되었으며 오래된 소화불량 증세도 침법과 뜸법을 병행하여 사용하면 어느 정도 해소되는 듯하였다. 물론 나의 치료에도 큰 도움이 되었다. 하지만 치료할 당시일 뿐이고 며칠이 지나지 않아 재발을 했다.

　그 이후에 부항으로 피를 뽑아내 치료하는 방법을 알게 되었다. 인체의 모든 질병은 '혈액'이 탁해져서 생긴다는 이론과 함께 피를 뽑아내는 치료방법이었다. 이 방법은 기존에 내가 알고 있던 침법과 뜸법을 훨씬 뛰어넘어 대단한 치료효과를 보여주었다. 부항으로 피를 뽑는 방법(사혈)만으로 소화불량을 해소할 수 있었으며 흉추를 교정하는 방법과 병행하였을 경우 짧게는 2-3시간, 길게는 24시간 정도면 소화불량 증세를 해소할 수 있었다.

하지만 흉추교정과 부항요법으로도 오랜 소화불량에 시달린 환자들은 거의 일주일을 넘기지 못하고 재발하였다.나 또한 재발을 거듭하며 심신은 지칠 대로 지쳐만 갔다.

그 뒤로 또 오랜 시간이 지나고 난 후에 알게 된 사실은 소화불량 증세가 위장의 병이 아니라 복부 전반의 가스가 체외로 배출되지 못해서 생긴 질병이며 가스배출구는 식도라는 것이었다. 나의 치료법에 변화가 일어나기 시작했다. 재발 없는 치료법이 발견된 것이다. 사실 나는 오랜 시간 동안 만성소화불량을 집중적으로 연구하면서 혹시 이 영역은 더 이상 인간의 치료법으로 극복할 수 없는 영역일지도 모른다는 의문을 수없이 가져왔다. 그러나 드디어 그 의문부호에 마침표를 찍고 풀리지 않던 마지막 퍼즐이 맞추어졌다. 그동안 복부의 가스를 1-2시간 내에 배출시킬 수는 있었지만 얼마 지나지 않아 다시 재발하는 원인을 찾게 된 것이다.

인간의 삶이 행복하기 위해서는 첫째도 건강이요, 둘째도 건강이다. 많은 사람들이 병원에서 해결하지 못하는 소화불량 증세로 평생 고통을 받으며 살아가는 것이 참으로 안타깝다. 많은 대체치료법들이 각자 "내 방법이 최고이다."라고 소리를 높이고 병원은 간단한 두통과 소화불량마저도 신경성 질병으로 진단하여 고치지도 못하며 대체 치료법들은 제대로 확인해 보지도 않고 "이 방법으로 소화불량을 해결할 수 있다." 라고 목소리를 내고 있는 것이 현실이다.

하지만 나의 치료법은 적당히 치료되는 방법이 아니다. 누구는 낫고 또 누구는 병세가 너무 악화되어 치료기간이 어마어마하게 길어지거나 아예 치료가 되지 않는 그런 치료법이 아니다. 나이가 많든 적든, 소화불량의 기간이 얼마인가를 따지지 않는다. 누구든지 치료하면 짧은 시간 내에 완치될 수 있는 치료법을 말하려는 것이다.

내가 밝히는 치료법이 혹시 최고의 방법이 아닐 수도 있다. 또한 소화불량과 각종 소화기 질병의 원인들이 정확히 의학적으로 일치하지 않을 수도 있다. 하지만 적어도 신경성이라거나 원인불명이라는 병원의 처방처럼 애매모호한 원인을 질병의 근본원인으로 제시하지는 않는다. 지금까지 한 번도 듣지 못했던 새로운 원인규명을 할 것이며 명쾌하게 앞뒤가 딱 맞아 떨어지는 이론으로 왜 지금까지 만성소화불량과 소화기 질병을 치료하지 못하였는가를 이해하게 될 것이다.

지금까지 발표된 수많은 소화불량의 치료법들이 "이 방법이 최고이다. 혹은 이렇게 하면 좋아진다." 라고 하였지만 중증의 환자들에겐 아무 소용이 없었으며 설령 조금 나아졌다가도 끊임없이 재발한다는 사실을 인정하여야 할 것이다.

이제 그 누구도 나의 이론에 반론을 제시하지 못할 것이며 치료법에 의구심을 품지 못할 방법이 탄생하였다. 그동안 완전하지 못한 치료법을 지닌, 의사도 박사도 아닌 나에게 몸을 맡겨주신 수많은 환자들께 감사드리고 그분들의 도움으로 결국 완전한 치료법을 찾게 되었으니 이 모든 기쁨을 지난 35년간 나를 찾아주신 환자들에게 바친다.

| 목차

제 **1** 장

소화불량의 원인

질병의 발생 원리와 노화의 원리를
알면 건강 100세의 길이 보인다

1. 소화불량의 현대의학적 소견

상부 위장관(주로 위 및 십이지장)과 관련하여 발생하는 모든 소화기 증상들을 포함하는 용어로 소화성 궤양이나 위암 등으로 인한 기질성 소화불량과 내시경 검사나 초음파 검사상 특별한 이상소견을 보이지 않는 기능성 소화불량으로 구분됩니다.

일반적으로 소화불량이라 하면 중요한 검사상 이상소견을 보이지 않는 기능성 소화불량을 말하며 식후 만복감, 상복부 팽만감, 조기 만복감, 구역, 트림, 식후 상복부 통증 등 상복부 중심의 통증이나 불쾌감을 호소하게 됩니다.

[국가 건강정보포털 의학정보 발췌]

이상은 현대의학이 정의한 소화불량에 대한 원인규명이다. 주로 위장에 문제가 있다거나 혹은 검사상 이상소견을 보이지 않으면 기능성 소화불량이라 하며 위장의 기능이 떨어졌다는 것인데 위장의 무력증으로 해석해도 되겠으며 위장이 무력해진 이유를 모르니 당연히 소화불량의 원인규명이 되지 않고 있다.

2. 필자가 밝혀낸 소화불량의 원인

앞서 '필자가 걸어온 길'에서 언급한 것처럼 소화불량의 원인은 복부의 가스가 그 원인이다. 음식물을 소화시키면서 다량의 가스가 발생한다. 이때 발생된 가스는 대부분이 호흡을 할 때 입을 통해서 자연스럽게 조금씩 배출되며, 인간이 느끼지 못한다. 그러나 가스의 배출 통로가 막혀서 가스가 배출되지 못하게 되면 트림을 통하여 한꺼번에 배출되기도 하며 트림으로도 배출이 안 되면 소장을 거쳐 대장에까지 가득하게 된다.

그러면서 위장, 소장과 대장의 운동 능력이 공기가 가득 찬 풍선과 같게 되어 저하되며 복부의 가스는 일부는 방귀로 배출되기도 하지만 그렇지 못한 대량의 가스는 배출구를 잃고 위장, 소장, 대장을 부풀어 오르게 하여 복부팽만감을 가져오게 되는 것이 소화불량인 것이다.

그렇다면 다음으로는 가스의 배출구가 호흡을 통해 배출되는 것을 방해하는 요인이 무엇인가를 알아야 한다. 위장에서 발생한 가스는 식도를 따라 호흡을 통해 배출되게 되는데 폐가 확장되면서 식도를 압박하여 입으로 배출되어야 할 가스의 길을 차단한 것이 원인이다. 참으로 어이없게도 소화불량의 근본 원인은 폐와 식도에 문제가 생긴 질병이라는 것이다. 폐가 확장되는 원인으로는 선척적인 경우와 후천적인 경우로 나누어진다. 선천적인 경우에는 만성소화불량의 증세가 일찍 발생되고 후천적인 경우에는 성인이 된 후에 증세가 발현한다.

많은 독자들께서 소화불량이 복부의 가스가 원인이라는 것에 공감하시리라고 본다. 왜냐하면 소화불량 증세를 가진 분들이 트림, 혹은 잦은 방귀에 시달리고 있으므로 그러한 추론 정도는 해 보셨을 것이기 때문이다. 또 증상이 가벼울 경우에는 약을 먹는다든지 혹은 기타의 방법들로 치료한 후에 트림을 시원하게 하고 나면 증상이 호전되는 경우도 더러 있었을 것이며 필자 역시도 그런 경험을 자주 하였다.

책의 내용만으로 이해가 어려운 부분은
아래 주소에서 동영상 강좌를 참고하십시오.

https://cafe.naver.com/sangmienghiel
네이버 카페 '생명혈 요법'을 검색하세요.

제 **2** 장

만성 소화불량을 즉시 치료하는 생명혈 요법

질병의 발생 원리와 노화의 원리를
알면 건강 100세의 길이 보인다

1. 생명혈 요법이란 무엇인가?

인간의 생명을 유지하기 위해서는 첫째는 음식을 섭취하여 에너지로 만들어 내는 기능이고 두 번째는 혈액을 정화하여 인체에 골고루 분배하는 기능으로 크게 분류할 수 있다. 이 두 가지를 원활하게 하기 위해서 인체의 오장육부는 끊임없이 활동하고 있으며 한시도 그 기능을 멈추지 않는다.

이 중에서 특히 음식물을 제대로 소화하지 못하며 만성적으로 소화불량에 시달리는 원인을 정확히 밝혀내고 부항을 사용하여 3일 안에 치료하는 획기적인 방법을 개발하였으며 그 이름을 '생명혈 요법' 이라 하였다.

또한 생명혈 요법의 치료는 소화불량에 국한되지 않는다. 인체는 크게 소화를 담당하는 기관, 혈액을 맑게 하는 기관, 호흡을 담당하는 기관이 있는데 이들 기관의 치료에도 매우 탁월한 효과를 발휘하며 기타의 질병과 통증을 치료하는 방법으로도 유효하다.

2. 생명혈 요법의 핵심

　생명혈 요법의 이론은 앞서 언급한 대로 지금까지 우리가 알고 있던 이론과는 다르다. 만성소화불량의 원인이 위장의 문제가 아니며, 신경성 질병은 더더욱 아니다. 이 방법은 만성소화불량을 치료하기 위해서 필자가 35년 이상을 자신의 몸과 주변의 소화불량 환자들의 몸을 빌려 임상 실험을 하며 소화불량이 지속적으로 이어지고 있는 원인을 끝없이 연구하면서 마침내 소화불량의 원인이 음식물을 소화하면서 생기는 가스가 배출되지 못하고 위장, 소장, 대장의 주요 소화기관에 가득차서 생기는 질병임을 밝혀내게 되었다. 또한 복부에 가득 찬 가스를 배출시키는 가장 빠르고 확실하며 재발이 없는 방법을 찾게 되었다.

　소화불량의 증세를 치료하기 위해 현재 알려진 민간요법과 대체치료법들을 거의 모두 사용해 보았고 그중 치료가 잘 되는 흉추교정법에서 그 실마리를 찾았다. 만성 소화불량 환자이면서 현재 복부에 가스가 가득차서 상복부의 답답함을 느끼고 있는 거의 모든 환자들의 공통점은 흉추가 뒤로 튀어나와 있으며 이를 강하게 압박하여 바로 펴주기만 하여도 즉시 트림과 함께 가스가 배출되며 상복부의 불편함이 해소되었다.

　이 방법의 원리는 흉추를 압박하여 바로 펴지게 하는 순간 식도의 괄약근이 일시적으로 확장되면서 가스의 통로가 생겨 즉시 트림과 함께 가스가 배출된다는 것이다. 하지만 이 방법은 소화불량의 재발을 막을 완전한 치료법은 아니다. 어떤 방법으로든지 위장과 식도의 가스통로가 오랜 시간 동안 막히지 않게 확보해 주면 소화불량 증세는 나타나지 않는다는 것이 생명혈 요법의 핵심이고 더 나아가 위장과 식도의 가스통로를 막는 원인이 폐가 확장되어 압박을 받기 때문이며, 이 두 가지 문제를 잘 해결하였을 때 비로소 만성소화불량증세에서 벗어날 수 있다.

그래서 만들어진 것이 식도 괄약근 잘 치료하여 정상적으로 만드는 방법이고 괄약근에 압박을 가하여 괄약근을 좁아지게 하는 폐를 잘 치료하여 재발을 막고 완전한 치료를 하는 방법이 '생명혈 요법'인 것이다.

그렇다면 체내의 가스를 배출시키는 것이 왜 중요한가를 알아야 한다. 많은 사람들, 혹은 학자들이 입을 다투어 말하기를 건강하게 잘 사는 첫 번째는 "잘 먹고 잘 싸야 한다."라고 한다. 하지만 여기에 중요한 한 가지가 빠졌다. 음식물을 소화하면서 반드시 가스가 발생하며 이때 발생한 가스를 잘 배출시켜야만 비로소 건강하게 잘 사는 것이라 말할 수 있다. 가스가 제대로 배출되지 않으면 만성 소화불량으로 이어지고 수많은 질병들이 발생하기 때문이다.

가스가 발생하는 원인으로는 첫째, 음식물을 소화할 때. 둘째, 식사할 때 입으로 들어가는 공기와 호흡을 통해서 마신 산소가 이산화탄소로 바뀌어 발생. 셋째, 대장에서 발생하는 가스 등을 들 수 있다. 이런 다양한 형태의 가스는 기관지를 통하여 배출되기도 하며 방귀를 통해서 배출되는 것도 있고 식도를 통해서 배출되어야만 하는 것도 있다.

예외적으로 변비를 동반한 만성소화불량 환자의 경우에는 식도 괄약근을 치료하기 전에 변비를 해소하여 가스가 만들어지는 양을 줄이고 또 발생한 가스를 방귀를 통해 스스로 배출되도록 조절을 한 다음 실시하여야 빠른 효과를 볼 수 있다.

인간의 육체는 반드시 가스가 발생하는 구조이며 발생하는 가스의 속도보다 배출되는 속도가 느리게 되면 트림을 통하여 다량의 가스가 일시적으로 배출되고 그마저도 여의치 않을 경우에는 가스가 축적되어 상복부의 불편함을 초래하는 소화불량의 질병을 일으킨다. 또 식사 후에 상복부의 불편함을 느끼다가 시간이 지나면서 해소되는 경우는 가스의 발생속도보다 배출속도가 조금 느린 것으로 설명하면 충분한 이해가 될 것이다.

이런 논리를 적용시켜 보면 많이 먹어도 문제가 발생하지 않는 사람에 대한 설명도 가능하다. 매스컴을 통해서 보면 체격이 크지 않아도 많이 먹는 대식가를 종종 볼 수 있으며 특히 많이 먹기 시합을 보면 체격의 크기와는 관계없이 대식가를 볼 수 있는데 이는 음식을 섭취하면서 발생하는 가스보다 배출되는 가스의 속도가 더 빠르거나 같다고 보면 충분히 설명이 될 것이며 이런 이유 때문에 빨리 배가 불러지지 않는다.

섭취한 음식은 위장을 통과하여 소장에 가득 쌓이고 위장에까지 가득 차게 되며 이때서야 비로소 수저를 놓게 되고 더 이상을 음식을 섭취하지 못하게 된다. 하지만 보통의 사람은 음식물을 섭취하면서 발생하는 가스를 매우 빠른 속도로 배출시킬 수 없으므로 음식물과 함께 가스가 위장에 쌓이게 되어 많은 양을 먹지 않더라도 포만감을 느끼게 되어 대식가와는 차이를 보인다.

또한 식사시간을 길게 하며 꼭꼭 씹어서 천천히 먹는 것이 소화에 도움이 된다는 것은 가스발생을 최소화하고 발생한 가스의 양보다 배출되는 가스의 속도를 빠르게 하여 위장에 가스가 쌓이지 않게 되어 소화가 잘 된다고 설명하면 더욱 논리적이고 합리적이 될 것이며 가스와 소화의 관계를 잘 이해할 수 있을 것이다.

이만큼 가스의 배출은 인체의 소화불량의 원인과 해결책을 찾는 데 중요하며 지금까지 현대의학과, 한의원, 민간, 대체요법 및 각종 치료법들이 왜 소화불량의 치료법을 찾아내지 못하였는가에 대한 설명으로도 충분하리라고 본다.

즉, 생명혈 요법은 소화불량의 원인을 위염, 신경성, 위무력 등에서 발생한다는 기존의 이론을 뒤집고 여러 가지 요인을 체내에 발생한 가스가 원활하게 배출되지 못하여 복부팽만감을 느끼는 소화불량의 원인으로 지목하고 아직까지 아무도 치료점으로 인식하지 못한 식도 괄약근의 이상으로 인한 것임을 밝혀내며 만병의 근원인 소화불량을 치료하는 데 초점을 맞춘 것이 핵심이다.

[완치에 대한 견해]

필자는 '만성소화불량 3일 만에 탈출하기' 라고 표현하였는데 이때 '탈출'이라는 표현은 '완치'와도 비슷한 개념이며 다소 무리가 있음을 미리 말하지 않을 수 없다. 왜냐하면 '완치'의 정확한 뜻은 질병이 완전치료 되었다는 뜻으로 질병의 증상이 사라진 후 일생 동안 동일한 질병이 발생하지 않는다는 뜻이다. 하지만 질병의 경중에 따라 그리고 연령에 따라 소화불량의 증세가 다시 재발하는 것은 피할 수가 없다. 그럼에도 불구하고 '완치'라는 표현을 한 것은 3일 정도만 치료하면 소화불량 증세가 다시 재발하는 시기가 먼 훗날이 될 것이며 행여 재발한다 하더라도 생명혈 요법으로 간단하게 문제를 해결할 수 있기 때문에 다소 무리를 하여 이런 표현을 하게 된 것을 이해해 주시기를 바라며 오해 없으시기 바란다.

3. 생명혈 요법의 원리를 이용한 흉추바로펴기

흉추바로펴기는 근본적인 치료법은 아니라고 하였다. 그럼에도 불구하고 흉추바로펴기를 소개하는 것은 급체를 한 경우에 즉시 해소할 수 있는 탁월한 방법으로 사용할 수 있으며 생명혈 요법으로 치료를 하면서 보조적인 수단으로서도 쓰이기 때문이다.

처음에는 흉추가 펴지면서 위장의 운동을 촉발시켜 소화가 되는 것으로 착각하였다. 하지만 시간이 지나면서 흉추를 바로 펴는 것은 식도 괄약근을 열리게 하여 가스가 배출되면서 소화불량이 해소된다는 것을 알게 되었다.

흉추를 바로 펴주면 어떤 원리에 의해서 가스의 통로가 열리면서 복부의 가스가 배출되는가에 대해서는 설명할 수 없다. 서론에서 밝힌 대로 잘 모르는 것은 모른다고 하겠다. 다만 인체의 앞부분이 문제가 생기면 뒷부분도 같이 문제를 일으킨다는 이론이 있으며 이런 논리로 대체한다.

하지만 흉추를 바로 펴주어 가스를 배출시키는 것은 오랜 시간 동안 많은 환자들을 치료하면서 얻은 경험을 바탕으로 만들어진 것이기 때문에 어떤 이론도 필요치 않으며 다만 흉추를 펴주면 극히 일부의 악성 환자를 제외하고는 복부의 가스가 배출되는 결과로 미루어 우수한 방법임에는 틀림이 없다.

흉추를 바로 펴는 방법은 두 가지가 있다. 첫 번째는 환자를 들어 올리는 방법이다. 그림1과 같이 환자는 양손 깍지를 끼고 뒷목을 잡는다. 시술자는 그림2와 같이 환자의 뒤에서 팔을 감싸 쥔다. 마지막으로 그림 3과 같이 순간적으로 최대한 위로 번쩍 들어 올린다.

그림 1   그림 2   그림 3

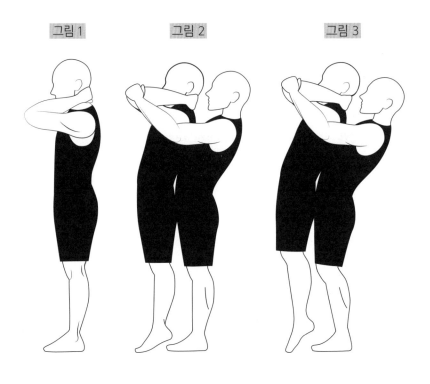

이때 흉추에서 뼈가 제자리를 찾는 소리가 나면서 식도 괄약근이 팽창하게 되고 즉시 트림과 함께 복부의 가스가 체외로 배출된다. 이 방법은 민간에서 많이 알려진 방법으로 체하였을 때 손끝을 바늘로 찔러 피를 내는 방법보다 월등히 우수하며 엄지와 검지 사이를 주무르는 방법과는 비교할 수 없을 정도로 신속하고 훌륭한 결과를 얻을 수 있다. 또 침법과 뜸법보다도 월등히 높은 치료효과를 보인다.

그러나 이 방법은 근본적인 치료는 되지 못한다고 하였으며, 이 방법뿐 아니라 지금까지 발표된 어떤 치료법도 소화불량 증상의 근본적인 치료법이 되지는 못한다. 그 이유에 대하여서는 차근차근 밝혀나갈 것이며 응급한 경우에 사용하길 바라며 생명혈 요법을 실시하기 전에 먼저 시술하여 치료 속도를 더 빠르게 하는 데에 유효하다.

두 번째 방법은 환자의 체중 때문에 들어올리기가 곤란한 경우와 어깨의 통증이나 기타의 문제 때문에 첫 번째 방법으로 흉추바로펴기가 어려울 경우에 사용하는 방법이다.

그림1과 같이 환자를 엎드리게 한 다음 양팔은 차려 자세를 취하고 목은 옆으로 돌리게 한다. 그림2와 같이 환자의 흉추 5번을 양손을 사용하여 순간적으로 강하게 압박한다. 이때 압을 얼마나 주어야 할 것인지에 대하여서는 설명하기가 매우 어렵다. 너무 강한 힘을 사용하면 갈비뼈가 부러질 수도 있다. 또 너무 약한 힘을 사용하게 되면 원하는 목표를 달성하지 못할 수도 있으므로 처음 시도하는 경우에는 주의를 요한다. 손바닥으로 압박할 때 사용되는 부분은 그림3의 부분이다. 손바닥 전체에 힘을 분산시키면 안 된다.

그림 1

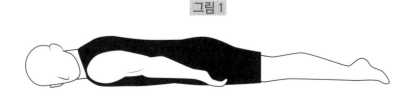

그림 2

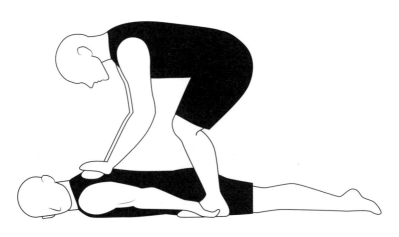

그림 3

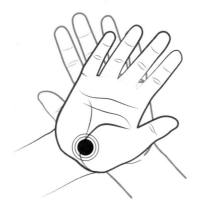

얼마나 강하게 눌러야 하는지는 매우 곤란하지만 굳이 글로 표현하자면 다음과 같다. 자신의 체중과 같은 사람이라면 자신이 쓸 수 있는 힘의

50% 정도부터 시작하여 본다. 자신의 체중이 60kg이라고 하였을 때 피시술자의 체중이 10kg 상승할 때마다 10%를 가산하여 110kg의 체중에 이르게 되면 자신이 쓸 수 있는 힘의 100%를 사용하는 것을 대략적인 기준으로 잡아서 실시한다.

자신의 체중이 60kg이고 피시술자의 체중이 50kg이면 40%의 힘을 사용하며 체중이 10kg 줄어들 때마다 10%씩 줄여서 힘을 가한다. 이 또한 절대적인 수치가 아니므로 참고만 하고 처음부터 무리한 힘을 주지 말고 연습을 충분히 하여 느낌을 익히도록 하여야 한다.

또 환자가 긴장하여 몸에 힘을 주게 되면 원하는 바를 얻을 수 없다. 이 때에는 환자에게 들숨을 먼저 깊게 쉬고 날숨을 쉬게 한 다음 날숨을 시작할 때 바로 힘을 주어 바로 펴주면 된다.

책의 내용만으로 이해가 어려운 부분은
아래 주소에서 동영상 강좌를 참고하십시오.

https://cafe.naver.com/sangmienghiel
네이버 카페 '생명혈 요법'을 검색하세요.

4. 생명혈 요법의 이해

생명혈 요법은 인간의 질병이 모세혈관의 피가 탁하고 응고되어 질병을 일으킨다는 것에 그 뿌리를 두고 있다. 이 논리는 아픈 부위를 부항을 사용하여 피를 뽑아 보면 즉시 알 수 있으며 따로 어떤 이론이나 설명을 필요로 하지 않는다. 질병의 상태가 중한 곳의 피의 색상은 시커멓고 피부의 상태도 침자리가 피멍이 들어 시커멓게 되며 반대로 질병이 없는 곳은 피의 색상이 선홍색이며 피를 뽑은 후 피부의 상태에 변화가 없다.

또 처음에는 피의 색상과 피부의 상태가 좋지 않다가 치료를 통해서 몸의 상태가 좋아지면서 치료점의 상태도 덩달아 좋아지는 것을 통해서 모세혈관의 응고되고 탁한 피가 질병의 원인이라는 것을 설명하기에는 충분하다.

이와 같이 질병의 발생원인은 모세혈관의 피가 응고되어 생기는 것이므로 이 문제를 해결하지 못하면 세상 그 어느 치료법이라도 질병을 근본적으로 치료할 수는 없다. 대표적인 방법으로 침, 뜸 등이다. 이런 방법은 모세혈관에 막혀있는 더러운 피를 분리하여 치료하는 방법인데 증상이 가벼운 경우에만 가능할 뿐 병증이 매우 진행되어 모세혈관의 피가 이런 자극만으로 분리시킬 수 없는 지경에 이르렀다면 전혀 소용이 없다.

또한 운동, 족욕, 온욕, 지압 등의 방법도 침, 뜸의 경우와 다르지 않다. 이런 거의 모든 대체, 혹은 민간의 치료법들은 모세혈관의 피를 분해하여 피를 잘 돌게 함으로써 질병을 해소하는 것에 목표를 두고 있다. 이 방법들 역시 가벼운 질병의 경우 일부 효과를 볼 수도 있음은 부정할 수 없다. 특히 운동을 직업으로 하는 운동선수의 경우에는 운동량이 워낙 많으므로 질병에 잘 노출되지 않는 것도 부정할 수 없다.

생명혈 요법은 이렇듯 모세혈관의 피를 잘 돌게 해주기 위해서 만들어진 방법들 중에 최고의 방법이다. 더러운 피를 뽑아 버림으로써 맑은 피가 그 자리를 대체하여 질병의 근본원인을 없애는 방법인 것이다. 생명혈 요법이 기타의 부항 치료법과 차이를 보이는 것은 질병의 원인을 정확히 파악하였다는 것이며 그런 이유로 비교도 할 수 없을 만큼 우수한 치료효과를 나타낸다.

우리는 여기에서, 병원이 있는 데에도 불구하고 어째서 수많은 대체요법과 민간요법이 탄생하고 발달하는가에 주목할 필요가 있다. 초등학교 때부터 아프면 병원을 찾으라고 교육을 하고 있는데도 불구하고 주변을 둘러보면 질병을 치료하기 위한 무수히 많은 방법들과 식품 운동기구 등 헤아릴 수도 없이 많은 방법들을 쉽게 찾아볼 수 있다.

이렇게 된 원인은 두말할 필요도 없이 현대의학의 치료효과이다. 초등학교 때부터 아프면 병원을 찾으라고 하였는데 병원을 찾아 치료가 잘 되었다면 이렇게 무수하게 건강에 관련된 치료법과 관리법이 시중에 난무하지는 않았을 것이다. 너무 많은 치료법 때문에 환자 자신이 도대체 어떤 치료법을 선택해야 할지 고민할 지경이 되었으며 또 이런저런 치료법을 모두 사용하여도 병세가 호전되지 않아 치료를 포기하고 하루하루를 힘겹게 보내고 있는 사람을 너무도 쉽게 볼 수 있다.

이처럼 현대의학이나 대체요법과 민간요법 그 어떤 방법들로도 질병을 제대로 치료하는 방법은 없다. 그러나 생명혈 요법은 기존의 치료법과는 상상을 초월할 정도로 치료효과가 높다.

5. 생명혈 요법의 준비물

a. **사혈침관**(침으로 찔러 피를 뽑아내는 방법을 '사혈' 이라 하며 이때 사용되는 침관을 '사혈침관' 이라 한다.)

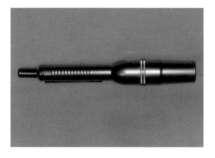

사혈침관은 침이 1개 있는 것과 3개 있는 것이 있다. 어떤 것을 사용하여도 무방하지만 가능하면 3개 있는 것을 사용하면 침을 찌를 때 아픔을 조금이나마 줄일 수 있다.

b. **부항컵**

▼ 일반 부항컵

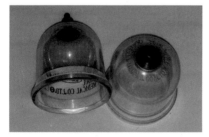

▼ 전문가용 부항컵

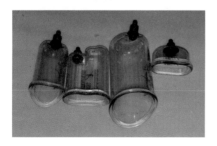

일반 부항컵은 모양이 다양하지 않아 사용하기에 불편하므로 전문가용 부항컵을 반드시 사용하여야 한다.

c. 압축기

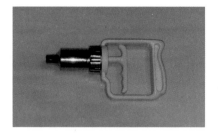

부항기 세트를 구입하면 내용물에 포함되어 있으므로 따로 준비할 필요는 없다.

d. 사혈침(사혈침관용 바늘)

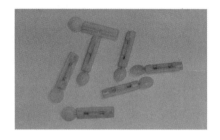

e. 탈지면, 휴지

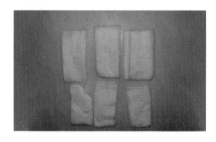

부항으로 압축한 피를 닦아내는데 사용한다. 탈지면을 앞에 대고 휴지를 덧대어 사용하면 경제적이다.

f. 신문지, 비닐봉지

사용한 탈지면과 휴지를 모아서 버리는 용도로 사용한다.

6. 생명혈 요법의 방법

a. 치료점에 부항을 압착한다.

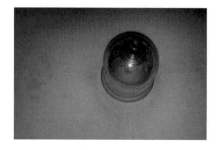

1-2분간 방치하였다가 부항을 떼어낸다. (위치를 정하는 의미만 있을 뿐이며 숙달이 되면 생략하여도 된다.)

b. 침으로 20회 정도 찌른다.

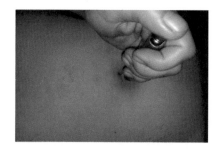

(절대적인 수치는 아니며 횟수는 가감하여도 된다.)

c. 부항을 걸어서 압착한 후 10분간 방치한다.

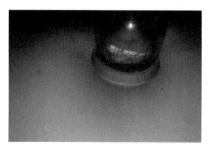

 피가 나오기를 기다리면서 방치하는 시간은 매우 중요하다. 너무 빨리 떼어내면 더러운 피를 뽑아내지 못하여 치료의 목표를 달성하지 못하기

도 하며 피가 응고되지 않은 상태에서 피를 닦아내기가 불편하다. 그러나 치료점의 상태가 매우 나쁜 경우에는 피가 잘 나오지 않는다. 이런 때는 5분이 경과하였다 하더라도 부항을 제거하고 다시 침으로 찌르고 부항을 압착하는 것이 옳다.

이와는 반대로 치료점의 상태가 매우 나쁘지 않은 경우에는 피가 너무 빠른 속도로 많이 나오기도 한다. 이때에는 다음 회차부터 침으로 찌르는 횟수를 10회 이내로 조절한다.

피가 잘 나오지 않아서 너무 오랜 시간 방치하면 수포가 발생한다. 오랜 시간 방치하지 않아도 치료점의 상태가 매우 나쁜 경우에도 수포가 발생하기도 한다. 수포가 생겨도 염려할 필요는 없다. 이미 수포법, 혹은 발포법이라 하여 부항을 1시간 이상 압착하여 치료하는 방법이 발표되어 있으며 많은 사람들이 그와 같은 방법으로 치료하고 있고 부작용의 사례는 발견된 적이 없어 안전성은 확보되어 있다. 다만 수포가 생기면 따갑기도 하며 생활에 불편을 초래할 수 있다. 수포가 발생하였다면 치료를 끝낸 다음 사혈침을 사용하여 수포를 터트리고 거즈를 붙여 놓아도 된다.

d. 부항을 떼어내면서 피를 닦아낸다.

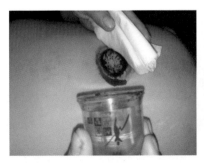 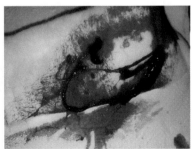

e. 다시 침으로 20회 정도 찌르고 b, c, d를 반복한다.

치료점 한 곳을 5회 반복한다.(상황에 따라 횟수는 다르다. 1회 치료 시의 보편적인 횟수를 제시하였다.) 일반적으로 1회 치료 시 5회 정도를 하여 2-3일 혹은 5일 정도의 간격을 두어 총 15회 정도 치료하면 소화불량 증세와 신장, 간의 치료가 무난하게 이루어지는 것으로 보이며 기타 통증의 치료에는 더욱더 많은 치료를 필요로 한다. 또한 60세 이하의 평균 건강 상태를 기준으로 한 것이며 아주 고령이거나 병증의 상태가 심각한 경우에는 더욱더 많은 치료횟수가 필요하다.

7. 생명혈 요법의 주의사항

a. 욕심을 버려라.

생명혈 요법이 치료에 빠른 효과를 나타내는 것은 틀림없는 사실이다. 하지만 욕심을 내어 빨리 낫고자 마구 피를 뽑아 치료의 속도를 내어서는 절대로 아니 된다.

피는 무한정 빠른 속도로 많이 만들어지는 것이 아니기 때문이다. 특히 병증의 상태가 악화된 경우에는 더더욱 그러하다. 가능하면 필자가 제시한 양을 지키도록 하며 헌혈 양과도 비교할 것이며 자신의 몸 상태를 잘 관찰하면서 실시하여야 한다. 개개인마다 혈액의 생산속도가 다르며 현대의학의 혈액검사 방법을 사용하지 않으면 안타깝게도 혈액의 현재 필요충분 여부를 수치로 확인할 방법이 없기 때문이다.

빈혈을 검사하는 혈색소의 정상범위는 대략 12g/dL-16.5g/dL이다. 생명혈 요법으로 치료하다 보면 혈색소의 농도가 8g/dL까지 떨어지기도 하는데 실제로 피 부족으로 인하여 몸에는 아무런 느낌도 없으며 오히려 건강한 느낌을 가지게 된다. 그렇다고 하여도 아직 정확한 통계가 없으므로 주의를 가지는 것이 좋다.

다만 현대의학의 헌혈량을 참고하여 안전한 사혈량을 추정해 볼 수 있다. 1회 헌혈의 양은 320-400ml이며 2개월 후에 헌혈하여도 안전한 것으로 데이터를 제시하고 있으니 1개월에 200ml를 사혈하여도 문제가 없는 것으로 추측해 볼 수가 있겠다. 헌혈은 맑은 피만 뽑아내지만 사혈은 더러운 피와 같이 버려지므로 헌혈량보다 더 많이 뽑아내도 문제는 없다.

1회 부항으로 사혈하는 양은 평균 5ml 정도이므로 1개월에 걸쳐서 뽑아내서 버려도 되는 부항의 횟수는 40회 정도가 가장 안전하다. 하지만 사혈의 초기에는 1개월 미만이어도 80회까지는 아무런 문제가 없다. 단시간에 80회에 걸쳐 400ml의 피를 뽑아내 치료를 하였다면 2개월 정도의 휴식기를 가지는 것이 안전하다. 하지만 치료점의 상태에 따라 1회에 버려지는 혈액의 손실은 매우 다르다. 더욱더 안전을 기하기 위해서 전자저울을 사용하여 버려지는 혈액의 양을 측정하면서 치료하는 것이 더욱 바람직하다.

책의 뒤편에 '치료일지' 란을 만들어 두었으니 반드시 생명혈 요법으로 치료한 후에 뽑아서 버려진 혈액의 양을 메모하면서 치료를 진행하는 것이 좋다.

b. 복통치료에 유의하라.

복통을 유발하는 경우는 여러 형태이다. 소장에 염증이 생긴 장염으로부터 각종 결석, 맹장염 등 여러 형태에서 나타난다. 또한 소화불량에서도 가벼운 복통이 일어나기도 한다.

장염으로 인한 통증과 기타의 통증을 초심자가 구분하기는 쉽지 않다. 또 결석, 맹장염 등에서도 초기에 소화불량 증세와 복통을 동반하는 경우가 있기 때문에 이를 제대로 구분하지 못하면 낭패를 볼 수 있다. 많은 민간요법과 대체요법을 배운 분들이 이 부분을 잘 챙기지 못하여 병원으로 빨리 가야 할 사람을 더욱 힘든 시간을 보내게 한다. 일부 대체요법에서는 맹장염도 치료한다고 하였는데 극히 일부가 치료되는 경우가 가끔 있을 뿐이다.

장염과 소화불량으로 인한 복통은 1시간 안에 통증을 줄일 수 있으므로 1시간 내에 전혀 통증이 줄지 않는다면 현대의학의 힘을 빌려 정확한 진단을 하여 효과적인 치료법을 찾아야 한다. 생명혈 요법으로 이 세상의 모든 질병을 치료할 수 있는 것이 아니다.

c. 나와 내 가족이 아니면 너무 고령의 환자에게 시술하지 마라.

생명혈 요법은 피를 뽑아내서 치료하는 방법이므로 이론을 제대로 공부하지 않은 사람은 치료의 부작용에 대해서 대단히 염려하며 의심의 눈길을 거두지 않는 경우가 많다. 하물며 고령의 환자는 빠른 치료효과를 기대할 수 없는 경우도 있으므로 이런 경우에 자칫 원망을 듣거나 곤란함에 처할 수도 있다.

나와 내 가족이라면 아무리 고령이라도 최선을 다해 치료함이 마땅하지만 위험한 일은 하지 마시기를 간곡히 부탁드린다. 치료의 경험이 쌓여 얼굴만 보아도 어떤 질병이 있는지 알게 되기 전까지 나와 내 가족을 중심으로 또 가까운 친척들 위주로 충분히 연습한 후에 주변을 돌아보시기를 권유 드린다.

8. 생명혈 요법을 실시하기 전에

　여기까지 소화불량을 해소하기 위한 생명혈 요법의 이론과, 실제로 침과 부항을 사용하여 피를 뽑아내 치료하는 방법을 사진을 첨부하여 간략하게 설명하였다. 이미 부항으로 치료하는 방법을 아시는 독자들도 계실 것이고 또 생소한 분들도 계실 것이다. 처음으로 부항으로 치료하는 방법을 접한 분들은 침으로 찌르면 많이 아플 것이라 염려하는 분도 있을 것이고 "이렇게 피를 뽑아내도 괜찮을까?" 걱정이 되기도 하고 "세균에 감염되지는 않을까, 과연 내가 할 수 있을까?" 등등의 문제를 떠올리게 될 것이다.

　필자 역시 어렸을 적부터 침을 무서워해서 학교에서 주사 맞을 때는 도망가기 일쑤였던 사람이었다. 20세쯤에 각종 침술을 배우기 시작했음에도 불구하고 그 이후에 부항치료를 처음 목격했을 때에는 충격 그 자체였다. 그만큼 부항으로 피를 뽑아 치료를 한다는 것은 그 치료효과와 안전성을 이해하기 전까지는 접근하기가 결코 쉬운 일이 아님을 필자 역시 잘 알고 있다.

　하지만 부항으로 치료하는 방법은 피를 뽑아내서 치료하는 방법이기 때문에 너무 많은 피를 뽑아내서 빈혈을 일으키는 경우가 아니면 특별한 부작용이 없다. 한 번에 뽑아내는 피의 양과 그 주기를 적절히 조절하도록 안내할 것이니 염려할 필요는 없다. 단 1회의 치료로 탁월한 효과를 기대할 수 있으니 생명혈 요법의 우수성을 아는 데에는 그리 오랜 시간이 걸리지 않으며 생명혈 요법을 올바르게 이해하고 확신하게 되어 치료를 실시하는 데 큰 어려움이 없을 것으로 본다.

만성 소화불량에 오랫동안 시달린 환자들은 학교에서 배운 대로 아프기 때문에 병원을 찾았을 터이고 거의 대부분이 신경성 위염 또는 신경성 소화불량이란 알쏭달쏭한 처방을 받았을 것이고, 증상이 호전되지 않으면 한의원을 내방하였을 것이며 그 후로 침, 뜸, 척추교정, 운동요법, 음식요법, 체질치료 등 무수히 많은 치료법들을 찾아 다녔을 것으로 안다.

필자가 알고 있는 많은 환자들 대부분은 짧게는 수년간, 길게는 수십 년간 자신의 소화불량 증세를 치료하겠다고 전국을 돌아다니며 수많은 경험들을 하여 이제는 그 누가 무슨 말을 하더라도 어지간해서는 낫지 않을 것으로 생각하고 행여 마음이 내킨다 하더라도 지푸라기라도 잡는 심정으로 치료에 임하였다.

독자 여러분들은 절대 그러지 않기를 바란다. 절대 지푸라기라도 잡는 심정으로 생명혈 요법을 대하지 말기를 바란다. 생명혈 요법은 여러분들이 지금까지 마주한 여타의 치료법들과는 차원이 다르기 때문이다. 10명 중 2-3명이 효과가 있거나 20-30% 정도 효과가 있거나 한 것이 아니기 때문이다. 또한 적당히 검증해 보고 혹은 제대로 검증해 보지도 않고 한의학의 혈자리를 침, 뜸, 열자극 등으로 자극하는 방법을 제시하면서 "좋아질 것이다." 라고 하는 시중의 잡서와도 차원이 다르며 누구나 즉시 낫게 되는 마치 기적과도 같은 치료법이기 때문이다.

책의 내용만으로 이해가 어려운 부분은
아래 주소에서 동영상 강좌를 참고하십시오.

https://cafe.naver.com/sangmienghiel
네이버 카페 '생명혈 요법'을 검색하세요.

제 **3** 장

소화불량을 치료하는
생명혈 요법의 치료점과
치료방법

질병의 발생 원리와 노화의 원리를
알면 건강 100세의 길이 보인다

1. 제1생명혈

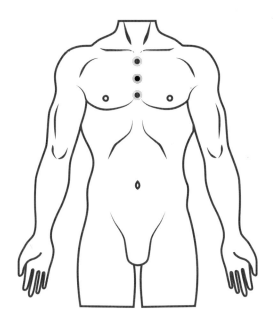

제1생명혈의 자리는 흔히 알고 있는 5장6부의 중요한 자리가 아니다. 이 치료점은 식도 괄약근이며 음식물을 소화시킬 때 위장과 소장에서 발생한 가스를 배출시키는 밸브라고 이해하시면 되겠다. 이 치료점이야말로 소화를 시키는 인간의 생리작용에 있어서 가장 중요한 부분이라 할 수 있다.

정확한 치료점을 찾기 위해서 엄지손가락으로 눌러보면 아픈 곳이 나타난다. 식도 괄약근은 해부학적으로 존재하지 않는 기관이므로 정확한 지점을 제시할 수 없다. 또 한 곳이 아니고 두세 곳 정도가 되기도 하므로 눌러서 아픈 곳을 잘 찾아보고 모두 치료하는 것이 좋다.

1일차 치료에 가장 아픈 곳 또는 표시한 위치 중에 가운데 부분을 5회 정도 실시하며 3일 정도 치료한다. 단지 제1생명혈과 뒤에 제시할 제2생명혈만 치료하여도 복부에까지 광범위하게 분포되어 있던 가스가 체외로 배출된다. 트림으로 배출되기도 하고 소장에 있던 가스는 일부 방귀를 통해 체외로 배출될 것이다. 이 때 복부의 내장, 특히 소장의 움직임과 함께 가스가 움직이는 소리도 들린다면 이미 치료는 다 된 것이라고 보아도 되겠다.

다만 변비증상을 동반한 경우에는 잘 낫지 않는 경우가 빈번히 발생한다. 그 이유는 대장과 직장에서 오래된 변이 빠져나가지 못하고 방귀를 통해서 배출되어야 할 가스의 퇴로를 완전히 차단하고 있는 때이며 식도괄약근을 치료하였다 하더라도 대장에서 지속적으로 발생하는 가스의 양이 너무 많아서 잘 치료되지 않는다. 이런 경우에는 먼저 변비를 해소하여 지속적인 가스발생을 멈추게 하는 것이 최우선 과제이다.

많은 민간, 대체 체료법이 변비를 치료하는 방법을 제시하고 있으나 이역시 오랫동안 임상하면서 내린 결론은 침이나 기타의 방법으로는 치료가 잘 안 되는 경우가 많았으며 설령 변비가 해소된다 하더라도 일시적일 뿐이었다. 현대의학의 경우 변비약을 처방하고 있으나 이 방법 역시임시방편일 뿐이다.

변비를 해소하기 위해서 많은 시간을 투자하였으나 중증의 변비환자는 절대 해결할 수 없었다. 그 이유를 결국에는 찾게 되었는데 대장의 소화는 위장, 소장과 달리 물리적인 소화와 소화액의 분비가 아닌 외부로부터의 미생물을 통한 화학적인 소화를 필요로 하였기 때문이었다. 그러므로 물리적인 대장의 운동능력을 향상시키기 위한 방법만으로는 완전한 치료가 불가능했던 것이었다.

다행히 더 늦기 전에 건강식품업계에서 효과가 확실한 제4세대 유산균의 생산으로 대장의 물리적인 운동능력을 향상시키고 화학적인 소화능력을 합하여 변비증상의 근본적인 해결방법을 제시할 수 있게 되었다. 사실 임상을 통한 결과를 토대로 엄밀히 말하면 대장의 소화는 물리적인 운동에 의한 소화보다는 유산균에 의한 화학적인 소화가 거의 대부분을 차지하는 것으로 추측된다.

서구적인 식단과 농약, 식품첨가제로 이루어진 우리의 식탁에서는 더 이상 유산균을 찾아볼 수 없게 되었으며 세계가 극찬한 김치 유산균을 가진 국가이지만 유산균을 섭취하여도 오염된 식탁이 유산균을 모두 죽여 버려서 유산균에 의한 화학적인 소화는 기대할 수 없게 되었다.

그런데 여기서 한 가지 의문을 제시하지 않을 수 없다. 그러면 인스턴트 음식을 주식으로 하는 경우에는 변비증상이 당연히 따라 온다는 것인데 사실은 그렇지 않은 경우도 많다. 그 이유는 유산균을 통한 화학적인 소화의 도움 없이도 대장의 운동에 의한 소화만으로도 변비에 걸리지 않는 탁월한 신체를 가졌기 때문으로 해석할 수 있다. 이 경우에는 변비 증상은 없지만 변의 색이 검고 방귀에서 악취가 나는 증상이 발생한다. 변이 장속에서 발효하여 배출되어야 하는데 장속에서 부패하였기 때문이다.

또한 변비는 유산균을 복용하는 것만으로도 손쉽게 해결되는 것을 임상을 통해 확인하였으며 유산균식품의 이름은 효과를 검증한 제품 두 가지만 공개하도록 하겠다. 검증을 통하여 효과를 입증한 제품은 '프로바이오틱스'와 청인식품의 '청인유산균'이며 이 중 청인유산균이 조금 더 우수한 효과를 보이는 것으로 확인되었다.

유산균 식품의 사용 방법에 대해서는 사람에 따라 모두 다르므로 표준의 방법을 제시해 드리기가 곤란한 점이 없지는 않지만 자칫 잘못 활용하면 실패하기 쉬우므로 유산균의 제조업체도 아니며 관련지식도 크게 없음에도 불구하고 임상을 통하여 가장 확실한 효과가 나타난 경험을 토대로 제시하여 드리도록 하겠다.

악성 변비환자의 경우 제조업체에서 제시하는 1회 권장 섭취량의 5배 정도를, 몸속에 쌓여있던 오래된 변이 최초에 나올 때까지 섭취한다. 대체로 3일에서 늦어도 5일 정도면 충분한 것으로 확인되었다. 이후에는 1회 권장 섭취량의 3배 정도를 섭취한다. 변이 묽어지고 황금색으로 완전히 변하면 1회 권장 섭취량의 2배 정도를 1개월 정도 더 섭취한다. 이후에는 개인의 식생활 습관, 생명혈 요법으로 인하여 나타난 치료의 결과, 식단, 배변의 상태 등을 종합적으로 판단하여 유산균 식품의 섭취 유무 및 양을 결정하면 되겠다. 하지만 현대인의 식탁에 오르는 음식물의 내용을 감안한다면 유산균 식품의 지속적인 복용을 권장한다.

변비증상을 동반한 소화불량증세이면 반드시 유산균 식품을 활용하면서 생명혈 요법을 실시하여야 한다. 변비증상이 없더라도 유산균 식품을 병행하여 생명혈 요법을 실시하면 더욱더 빠른 치료효과와 높은 치료효과를 나타내는 것으로 관찰되고 있으므로 잘 활용하시면 되겠다.

2. 제2생명혈

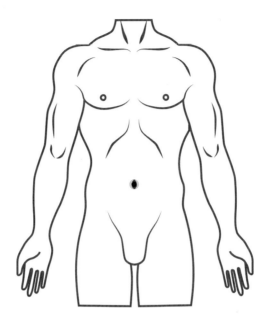

제2생명혈은 배꼽이다. 필자는 제2생명혈인 배꼽을 치료점으로 선택하고 치료에 이용하기까지 매우 고민하였다. 이 치료점은 아직까지 아무도 선택하지 않았던 곳이기에 그랬고 또 배꼽을 부항으로 당겼을 때 생길 어떤 부작용이 일어날 수도 있다는 생각에 쉽게 결정할 수 없었다. 하지만 소화불량 환자의 대부분이 배꼽 주위를 눌러서 딱딱한 압통점이 있었으며 이곳을 치료하였을 때 가장 신속한 치료효과를 가져오는 것으로 관찰되었기 때문에 한의학, 대체요법등의 기존 치료점을 과감히 버리고 소화불량의 치료점으로 선택하였다.

염려하던 부작용이나 문제점은 전혀 발생하지 않았으며 기존의 치료점보다 월등히 우수함을 보였다. 사실은 제1생명혈만 치료하여도 소화불량 증세는 즉시 호전된다. 그럼에도 제2생명혈을 소화불량의 치료점에 포함시킨 것은 위장뿐만 아니라 소장에까지 광범위하게 모여 있는 가스를 신속하게 체외로 배출시키기 위함이다.

제1생명혈과 함께 1일차에 5회씩 실시하여 3일간 지속적으로 치료한다. 만일 통증 때문에 3일을 계속 치료하기 힘이 들면 하루, 혹은 이틀을 걸러서 총 5일 혹은 7일에 걸쳐 치료를 끝낸다. 1일차 1회 치료만으로도 소화불량 증세는 해소가 되지만 3회 정도를 실시하여 빠른 재발을 막고 치료의 효과를 극대화하기 위함이다.

제1·2생명혈의 1일차 치료가 끝나기도 전에 복부의 가스가 움직임과 함께 소장이 같이 움직이는 것을 복부에서 들리는 소리로 확인할 수 있을 것이며 가스의 양이 방대하여 트림으로 배출하는 과정에서 소장의 가스가 위장으로 일시적으로 부풀어 올라 상복부의 거북함과 두통을 더욱 악화시키기도 한다.

이때 사용하는 방법이 흉추바로펴기이다. 흉추바로펴기를 통하여 더욱 빠른 속도로 가스를 트림과 함께 체외로 배출시켜 준다. 흉추바로펴기를 실행한 후에 즉시 환자를 바로 앉게 하고 등을 두드려 주면 자연스럽게 많은 양의 가스가 배출되는 것을 확인할 수 있다. 만약 흉추바로펴기를 실행하기 어려운 경우에는 생략하여도 무방하며 등을 두드려 주는 것으로도 시간은 다소 걸리겠지만 가스를 배출시키는 데는 무리가 없다.

제1·2생명혈의 치료는 반드시 5회 치료를 3일간 할 필요는 없으며 1일차 치료만으로 충분하다고 생각되면 2, 3일차 치료는 생략하여도 무방하며 1일차에 3일간 하여야 할 치료를 한꺼번에 하여도 된다. 아무리 오래된 만성 소화불량 환자의 경우라도 거의 80% 이상의 환자들은 1일차 치료만으로 복부의 가스를 충분히 배출하여 위장의 편안함을 가져다 줄 것이다.

1일차 치료만으로 제1·2생명혈의 치료를 끝낼 것인가, 혹은 2, 3일차 치료를 계속할 것인가의 결정은 몸의 편안함을 봐가면서 결정해도 되며 다른 방법으로는 치료점의 상태를 봐 가면서 결정하기도 한다. 치료점의 피부에 침자국이 크게 나거나 멍이 생긴다면 치료가 덜 된 것이거나 병증의 상태가 깊은 것으로 판단할 수 있다. 만성이고 아주 악성인 소화불량 환자의 경우 치료점의 상태가 매우 나빠져서 생긴 질병이므로 상태를 완전히 정상적으로 되돌리기엔 3회 이상의 치료를 필요로 할 때도 있다. 치료횟수가 늘어남에 따라 치료점의 피부 상태도 점점 좋아질 것이며 병증이 재발하는 기간도 점점 늘어날 것이다.

3. 제3생명혈

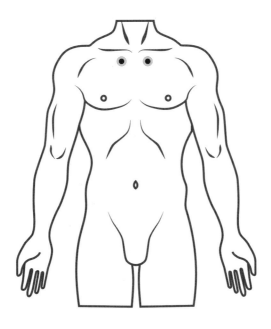

제3생명혈은 폐이며 빗장뼈 바로 아래 위치한다. 제1·2생명혈의 치료가 끝났다면 이미 만성 소화불량에서 거의 해방되었다고 보아도 되며 제목에서처럼 만성 소화불량 3일 만에 완치하기가 거짓말이 아님이 충분히 증명되었으리라 본다. 여기까지 치료만으로 이제 끝을 내겠다고 하시는 독자님들은 그렇게 해도 되시겠다. 사실은 이곳까지만 치료하여 소화불량 증세가 해소되었다면 두통, 어깨통증, 식도염, 구내염, 불면증, 각종 얼굴의 질병과, 부종등도 함께 거의 사라질 것이기 때문이다. 바꾸어 말하면 소화기관이 정상이면 인체의 질병80% 이상이 사라진다고 보아도 무방하다.

하지만 만성 소화불량은 폐가 확장되어 위장과 식도 사이의 가스통로를 막아서 생긴 것이라 하였으므로 이제부터는 폐의 기능을 정상적으로 돌려 재발을 막고 건강한 삶을 영위하기 위해 제3생명혈을 치료하도록 한다. 그림에서는 중요한 한 곳만 표시하였다.

　폐를 치료하는 치료점은 그 범위가 넓다. 치료점은 엄지손가락으로 눌러 보아서 아픈 곳이다. 특히 아픈 곳부터 찾아서 치료순서를 정하되 한 번에 좌우 합해서 4곳 이상은 치료하지 말기를 권한다. 처음에는 좌우 두 군데만 치료한다. 이 곳 역시 1회에 다섯 번 정도 치료하며 치료 주기는 5일 정도로 간격을 두고 총 3회 정도로 10일 만에 치료를 끝낸다. 폐의 치료는 만성 소화불량이 특별히 과식하거나 가혹한 조건에 인체를 혹사시키지 않는다면 소화불량 증세가 혹시 발생하여도 아주 먼 훗날이 되도록 해주는 안전장치라고 보면 적당하겠다.

[주의]
　폐가 확장되어 폐를 치료한다 하니 이해를 못하시는 독자님들도 계실 것이다. 병원에서 진단을 해 보니 폐는 아무 이상이 없다고 하던데 무슨 소리냐고 하실지도 모른다. 병원과 생명혈 요법에서의 진단은 매우 다르다. 병원에서의 진단은 인체의 장부가 완전히 망가지거나 수치상으로 문제가 생겼을 때 비로소 질병이라고 하지만 생명혈 요법에서의 진단은 모세혈관이 얼마나 막혔는가로 판단한다. 인체는 나이가 들면서, 혹은 태어나면서부터 모세혈관이 막혀가고 있다고 보아도 무방하다. 그러므로 어떤 사람이든지 완벽히 건강한 사람은 없다. 누구든지 늙어가고 있으며 늙는다는 것은 모세혈관이 막혀간다는 것과 같은 말이다. 그런 이유로 폐의 모세혈관이 막히면서 폐가 커지는 것이며 폐가 병들었다고 해도 전혀 이상할 것이 없다는 것이다.

4. 제4생명혈

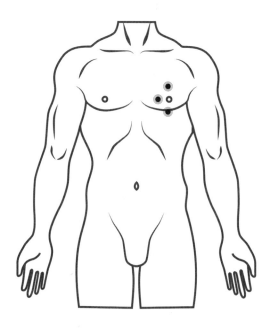

제4생명혈은 심장이며 인체에서 가장 중요한 부분이다. 사실 가장 먼저 치료해야 할 치료점이었음에도 불구하고 심장을 제4생명혈로 네 번째로 다룬 이유는 이 책의 독자 대부분이 소화불량을 해결하기 위해 이끌려 온 것이기 때문에 부득이하게 그렇게 한 것이며 소화불량의 환자가 아닌 기타 질병의 경우에는 제4생명혈을 먼저 치료하는 방법도 있다. 제4생명혈인 심장 역시 치료점이 3곳 정도로 나타난다. 잘 눌러보아 가장 아픈 곳을 우선적으로 치료한다. 중요한 순서는 없지만 대체적으로 윗부분부터 통증이 나타나는 것으로 관찰되고 있으니 치료에 참고하면 되겠다.

생명혈 요법은 인체의 모세혈관을 청소하여 각 오장육부와 문제가 있는 부분에 피가 잘 공급되도록 하여 치료하는 방법이다. 그러므로 인체

곳곳에 피를 잘 공급하기 위해서는 먼저 심장의 기능이 정상적이어야 한다. 많은 학자들은 심장이 가장 늦게 늙는다고 하였지만 그 중요도를 따져보면 심장이 1순위가 되어야 함이 마땅하다. 폐의 기능을 정상화하는 것이 소화불량의 재발을 늦추는 첫 번째 안전장치라고 한다면 심장은 제2의 안전장치가 되겠다.

제4생명혈은 제3생명혈의 치료점이 좌우 합하여 2곳 정도만 발견되면 같이 치료하여도 되겠으며 제3생명혈의 치료점이 좌우 4곳 이상 발견되면 제3생명혈의 치료를 끝낸 후 일주일 정도를 쉬었다가 치료한다. 1회 치료 시 5번 정도를 시행하고 5일 간격으로 10일 만에 총 3회 치료한다. 즉 1회 치료 시 총 4곳 정도만 치료하고 그 이상의 치료점이 발견되면 나누어서 치료하는 것이 좋다.

또한 제4생명혈의 치료는 심장의 모세혈관에 피를 잘 흐르게 하여 심장의 두근거림, 저혈압, 심장의 통증, 병원에서 말하는 공황장애 등을 신속하게 없애줄 것이다.

5. 제5생명혈

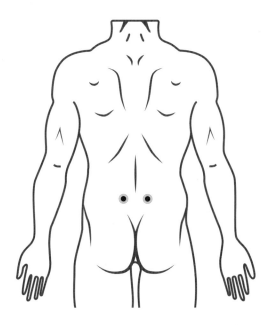

제5생명혈은 오장육부 중의 대장이다. 대장의 치료점은 학자마다 의견이 다르지만 필자가 오랫동안 임상하면서 가장 빠른 효과를 나타내는 그림과 같은 지점을 대장의 치료점으로 보고 제5생명혈이라 하였다.

제5생명혈의 치료는 변비 증상을 치료하기 위한 치료점이다. 제4생명혈의 치료까지로 소화불량을 비롯하여 식도염, 위염, 위산과다로 인한 속쓰림까지 모두 해결되었으리라 본다. 하지만 아직까지 변비증상을 해소하지 못하였다면 제5생명혈인 대장을 치료하는 것이 좋다. 이 곳 역시 1회에 5번씩 5일 간격으로 10일 만에 치료를 끝낸다.

또한 제5생명혈은 인체의 혈액이 이동하는 중요한 통로이므로 고혈압을 낮추는 중요한 자리이다. 이곳만 치료하더라도 혈압을 낮추는 데 매우 효과적이다.

　지금까지 제1생명혈부터 제5생명혈까지의 치료점을 소개하였고 만성 소화불량의 근본적인 원인 제시와 함께 치료 방법을 소개하였다. 이 외에 또 다른 소화불량의 원인은 아직까지 발견되지는 않았지만 더 이상 다른 원인이 없다고 단정할 수는 없다. 그렇지만 아주 특별한 경우가 아니라면 만성소화불량의 원인을 충분히 이해하고 치료하기에 충분하리라고 본다.

6. 만성 소화불량을 치료하면 저절로 낫게 되는 질병

a. 위염

현대의학적인 위염의 정의는 다음과 같다.

위염이란 흔히 소화가 안 되고 상복부가 불편한 상태를 총칭하기도 하며 일반적으로 "체했다."라고 표현하는 상태가 모두 위염이라고 할 수 있다. 위염에는 소화성 궤양, 좁은 의미의 위염과 같은 기질적 병변이 있는 경우뿐만 아니라 과민성 대장, 비궤양성 소화불량과 같은 기능성 장애도 모두 포함된다. 원래 위염의 정의는 위점막의 염증을 나타내는 병리학적 용어이며, 이것은 여러 가지 자극 및 손상 때문에 나타나는 위점막의 반응형성을 뜻한다. 위염은 만성 표재성 위염, 미란성, 위염, 만성 위축성 위염, 화생성 위염등으로 분류한다. 2012년 대한상부장위장관. 헬리코박터학회가 전국40개 병원 건강검진센터에서 위내시경 검사를 받은 25,536명을 분석한 결과 검사자 가운데 85.9%(21943명)가 한 종류 이상의 위염을 앓고 있었다. 위염이 없는 사람은 14.1%에 불과했는데 이는 100명 중 8명이 위염을 갖고 있을 정도로 광범위하다는 뜻이다.

위염의 원인은 매우 다양하다. 과식, 청결하지 못한 조리 음식, 맵거나 자극적인 음식, 여러 약물에 의한 점막 자극도 그 원인이다. 감염 이외에는 극심한 스트레스나 알코올, 약물에 의한 심한 자극에 의해서 발생하기도 한다. 만성위염은 점막을 자극하는 한 가지 또는 그 이상의 원인이 지속될 때 발생하며, 헬리코박터균의 감염이나 불규

칙한 식사, 약물섭취, 알코올 섭취가 상당 기간 계속된 경우에 나타나기 쉽다. 그 밖에도 내적으로는 유전적 요인과 체질적 요인이 크게 작용하는네 외적으로는 연령, 직업, 잘못된 생활습관이 유발 요인이 될 수 있다.

[네이버 지식백과 자생한방병원 한방의학정보 발췌]

필자는 앞서 만성 소화불량의 원인이 복부의 가스가 체외로 배출되지 못해서 상복부의 팽만감이 나타난다고 하였다. 현대의학적인 소견은 복부에 가스가 발생하는 원인으로 위염을 지목하였는데 이는 사실과 다르다.

복부에 가스가 가득 차게 되면 뇌는 가스를 음식물로 오인하고 소화를 시키기 위해서 위산을 분비하게 되는데 이때 분비된 위산으로 인해 위염이 발생한다고 보아야 위염의 발생 원인이 명확하게 밝혀지게 되는 것이며 또한 치료방법으로는 복부의 가스가 체외로 배출이 잘 되도록 하는 것이 치료방법인 것이다.

또한 체외로 가스배출이 원활하게 이루어지면 음식물을 섭취하지 않을 때에는 위산이 분비되지 않으므로 위염이 발생하지 않게 된다. 결국 위염으로 인해 소화불량이 발생하는 것이 아니라 소화불량 때문에 위염이 발생한다고 보아야 옳다. 그러므로 뱃속의 가스를 잘 배출시켜 소화불량 증세를 해소하면 위염은 저절로 낫게 되는 질병이다.

대체적으로 위산에 의한 자극이 없어지면 위염이 해소되는 기간은 10일 정도이다.

b. 식도염

만성 소화불량으로 위장이 부풀어 오르고 위산과다 현상이 지속되면 복부의 가스가 압력을 견디다 못해 트림과 함께 가스가 역류하게 되는데 이때 위산도 함께 식도로 역류하게 되면서 이로 인해 발생되는 것이 역류성 식도염이다. 하지만 현대의학은 위산이 식도로 역류하는 이유를 모른다.

역류성 식도염을 치료하기 위해 약물을 사용하는 것은 결코 근본적인 방법이 될 수 없다. 역류성 식도염이 발생하는 근본적인 원인을 찾아서 문제를 해결하여야만 한다. 역류성 식도염은 근본원인이 만성 소화불량이므로 만성 소화불량을 잘 다스린다면 위염과 함께 저절로 낫게 되는 질병이다. 이것이 현대의학과 생명혈 요법의 큰 차이인 것이다.

c. 과민성 대장 증후군

[과민성 대장 증후군의 현대의학적 정의]
과민성 대장 증후군은 장관의 기질적 이상 없이 만성적인 복통 또는 복부 불편감, 배변장애를 동반하는 기능성 장 질환이다.

[원인]
명확한 원인은 아직 밝혀진 바 없으며 대장의 운동 이상, 감각 이상, 뇌-장관 상호작용, 감염 후에도 지속되는 저 등급 염증, 면역체계 이상, 장내 미생물 무리의 변화, 유전소인, 정신, 사회적 요인 등이 제시되고 있다.

[네이버 지식백과 서울대학교 병원 의학정보]

필자가 추론해내고 또 임상결과로 미루어 볼 때 과민성 대장 증후군의 정확한 병명은 소장에서 음식물을 소화하면서 발생한 가스가 입으로 배출되지 못하고 소장과 대장에 가득차서 생긴 질병이며 제1·2생명혈을 치료하여 복부의 가스를 원활하게 배출시키는 것으로 치료가 가능하다.

현대의학은 발생 원인을 모른다고 하였으니 치료법도 당연히 없을 것인데도 불구하고 환자는 의사를 찾고 의사는 처방을 하고 있으니 참으로 우스운 일이 아닐 수 없다.

d. 두통

만성 소화불량 환자 거의 대부분이 두통, 혹은 어지럼증을 동반하고 있는 사실로 미루어 보아 만성 소화불량과 두통은 밀접한 관계가 있는 것으로 미루어 짐작해 볼 수 있다. 또한 소화불량 증세가 완화될 경우에 두통 역시 가벼워지는 것을 통해서도 이 두 가지의 질병은 결코 따로 치료 방법을 찾거나 특히 두통의 원인을 밝혀내기 위한 노력을 하여서는 결코 원인을 찾을 수 없을 것이다.

물론 두통의 원인이 소화불량에 있지 않고 다른 문제에 있는 경우가 없는 것은 아니다. 두통은 머리에 이상이 있는 경우 -뇌종양, 뇌혈관 질환-도 있다. 또 고혈압 환자의 경우에도 뒷머리가 당기는 증상의 두통을 유발하기도 한다. 그러므로 두통환자의 경우 현대의학의 진단법을 사용하는 것이 아주 드문 경우이긴 하지만 효과적일 때도 있다.

현대의학의 진단방법으로 두통의 원인을 밝혀내기는 매우 어려우며 거의 대부분의 경우 신경성 두통의 진단을 내리는 것이 일반적인 것임을 많은 두통환자들의 처방을 통해서 알 수 있고 현대의학에서도 스트레스를 두통의 원인으로 지목하고 있다. 하지만 이것은 대단히 큰 오류이다.

위장에 가스가 가득 차 위장이 팽창하면 인체 전체의 혈행이 원활하게 되지 않아서 머리 쪽의 혈액 공급이 원활하지 않게 된다. 이때 나타나는 증상이 두통, 혹은 어지럼증인 것이다. 이렇게 만성 소화불량 증세와 두통의 관계를 이해하지 못하고 머리만 쳐다보고 있으면 결코 두통의 원인을 밝혀내지 못함은 물론이고 두통의 치료법을 찾아내지도 못할 것이며 신경성, 스트레스성 두통이라는 애매모호한 병명을 만들어 낼 뿐이다. 결론은 "만성 소화불량을 치료하면 두통은 저절로 낫는다."

e. 공황장애

[현대의학의 공황장애에 대한 정의]
공황장애란 심한 불안 발작과 이에 동반되는 다양한 신체 증상들이 아무런 예고 없이 갑작스럽게 발생하는 불안장애의 하나입니다. 예전에는 일반인들에게 공황장애가 많이 알려지지 않았지만 요즘은 여러 연예인이나 유명인들이 공황장애를 겪고 있는 것이 밝혀지면서 알려지기 시작했습니다. -이하 생략

[원인]
명확한 원인은 아직 밝혀진 바 없으며 대장의 운동 이상, 감각 이상, 뇌-장관 상호작용, 감염 후에도 지속되는 저 등급 염증, 면역체계 이

[네이버 지식백과 국가건강정보포털 의학정보 발췌]

공황장애는 심장의 질병이다. 심장의 모세혈관으로 흐르는 혈액이 더
러워져서 심장의 수축과 팽창활동이 정상이지 못할 때 병증이 발생한다.
현대의학적인 진단 방법으로는 모세혈관의 상태를 확인할 수 없기 때문
에 병증의 원인을 찾지 못할 뿐이다.

생명혈 요법의 관점에서 볼 때 심장의 모세혈관에 이상이 생기는 경우
는 크게 두 가지 정도로 나누어 볼 수 있다. 첫 번째는 소화불량으로 인한
위장의 팽창이 심장을 압박하여 심장의 모세혈관으로 흐르는 피가 잘 흐
르지 못하는 원인이고 두 번째는 기타의 원인으로 심장의 혈관에 문제가
생긴 경우로 볼 수 있다.

첫 번째의 경우처럼 소화불량을 동반하는 공황장애가 많은 비중을 차
지하고 있고 두 번째 경우처럼 소화불량을 동반하지 않는 경우도 있다.
첫 번째의 경우에는 생명혈 요법의 치료방법으로 제1·2생명혈과 제3·4
생명혈의 치료법을 이용하여 치료 가능하며 소화불량을 동반하지 않는
경우에는 제4생명혈인 심장을 치료하여 모세혈관의 피를 잘 돌게 하여
손쉽게 치료할 수 있다.

이처럼 생명혈 요법으로 소화불량만 잘 치료하여도 소화불량으로 인
해서 파생되는 질병까지 모두 치료가 가능한 원리를 열거하였다. 하지만
인체의 질병은 소화불량이 전부가 아니기에 생명혈 요법으로 조금 더 범

위를 넓혀 혈액의 정화를 담당하는 기관인 신장을 비롯하여 각종 통증
및 기타 질병에 대한 치료점과 치료방법을 제시하도록 하겠다.

책의 내용만으로 이해가 어려운 부분은
아래 주소에서 동영상 강좌를 참고하십시오.

https://cafe.naver.com/sangmienghiel
네이버 카페 '생명혈 요법'을 검색하세요.

제 4장

생명혈 요법으로 기타 장·부에 대한 치료점과 치료방법

질병의 발생 원리와 노화의 원리를
알면 건강 100세의 길이 보인다

1. 신장

신장은 인체의 노폐물을 제거하고 혈액을 정화하는 대단히 중요한 기관이다. 아침에 일어나 손발이 부으면 누구나 신장이 나쁘다고 진단한다. 하지만 현대의학으로 검사하여 요산수치 정상범위이면 '이상 없음' 소견이 나타나며 더 이상 손쓸 방법이 없다.

하지만 생명혈 요법에 의한 진단방법으로는 누구나 신장이 나쁜 상태이며 지금도 나빠지고 있으며 앞으로도 더욱 나빠질 것이다. 확인 방법은 매우 간단하다. 신장의 모세혈관이 막혀서 신장의 기능이 떨어진 것이므로 신장주변을 침으로 찔러 부항으로 당겨보면 즉시 알 수 있다.

신장이 최종적으로 망가져서 기능을 완전히 상실하게 되면 현대의학의 최후수단인 신장이식 혹은 투석을 하게 되며 신장을 치료하는 것이 아니라 신장을 대신하여 인공적으로 혈액을 정화시켜 주며 겨우 생명만 유지하는 안타까운 지경에 도달하고 만다.

사구체가 완전히 망가지면 생명혈 요법으로도 치료가 불가능하다. 더 늦기 전에 신장을 치료하여야 하며 예방차원에서도 매우 중요하다.

신장의 위치는 흉추 11번에서 요추3번 사이에 위치하는데 오른쪽 신장은 간 바로 아래에 위치하고 왼쪽은 횡경막 아래 비장 근처에 자리한다. 간의 위치 때문에 오른쪽 신장은 왼쪽 신장에 비해 아래쪽에 위치한다.

초보자는 정확한 위치선정을 하기 어려우므로 제시한 그림을 참고하면서 예상되는 지점을 손으로 눌러보면 아픈 곳이 나타난다. 그곳을 치료점으로 확인하면 되겠으며 동영상 강좌를 참고하면 더욱 정확하겠다.

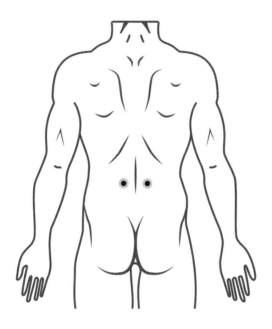

고혈압 수치가 대략 140/90의 범위를 가질 때 치료의 목적이라면 좌우 5회 정도의 치료를 실시하고 상태를 보아가며 3일 간격 혹은 5일 간격으로 총 15회 정도를 시행한다. 만약 몸이 붓는다거나 하는 신장의 이상증세가 시작되었다면 30회 이상을 실시하여야 하며 치료의 횟수는 몸의 상태와 피의 색탁으로 결정하여야 한다.

2. 간

　간은 인체의 요산을 제외한 모든 해독을 담당하는 기관이다. 또한 간은 하루에 500-1000ml의 쓸개즙을 만들며 쓸개즙은 간의 아래에 붙어있는 쓸개에 저장되어 있다가 소화를 돕는다. 간에 이상이 생기면 몸속에 빌리루빈(적혈구가 파괴될 때 나오는 물질)이 쌓여 눈과 피부가 누렇게 변하는 황달 증상이 나타난다.

　간은 신장에게 피해를 입고 있는 기관이다. 신장이 제대로 기능을 발휘하지 못하면, 즉 신장이 제거해야 할 요산이 정화되지 못하고 간에게 그 역할을 미루게 되어 간의 질병으로 이어지는 것이므로 간에 질병이 발생한 경우에는 신장의 치료가 선행조건이 되어야 하며 그 이후에야 간의 치료를 실시해야 한다.

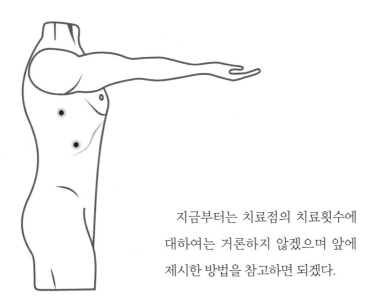

　지금부터는 치료점의 치료횟수에 대하여는 거론하지 않겠으며 앞에 제시한 방법을 참고하면 되겠다.

3. 소장과 위장

소장의 치료점은 배꼽으로 대체하였음을 앞서 밝혔다. 위장의 치료는 특별히 필요치 아니하다. 왜냐하면 지금까지 알고 있던 소화불량은 위장의 운동능력이 저하되어서 발생한 질병이 아님을 이미 밝혀드렸고 또 위장의 운동능력은 위장에 의해 결정되는 것이 아니기 때문이며 위장의 운동은 폐가 움직이면서 강제로 이루어지는 것이기 때문이다.

그렇기 때문에 '위 무력증' 이라는 병명은 실제 존재하여서는 아니 된다는 것이다. 만약 병원의 진단처럼 위 무력증이 발생할 정도로 위장이 기능을 상실했다면 다른 기관도 모두 망가져서 이미 죽음에 다다른 사람이라고 보아도 무방하다.

위장이 폐의 운동에 의해서 강제적으로 움직이는 기관이지만 많은 소화불량 환자들이 위장의 움직임이 멈추게 된 원인은 따로 있다. 음식물을 소화하면서 발생한 가스가 입으로 배출되지 못하여 위장에 가득차서 부풀어 오르게 된 것이 바로 위장을 움직이지 못하게 하는 원인이다. 그러므로 가스의 배출이 원만히 이루어지면 위장이 움직이지 않는 '위 무력증' 이 생길 이유가 없다. 그런 이유로 위장은 다른 대체요법의 치료법이나 현대의학의 방법처럼 따로 치료의 대상으로 하지 않는다.

사실 이런 논리로 미루어 보면 소화불량은 '위장병'이 아니다. 또한 한의학에서 소화불량을 치료하기 위하여 오랫동안 사용하여온 '중완'(배꼽과 명치의 중간) 은 위장이 위치하고 있는 지점이 아니다. 이 지점은 대장

중에 가로창자가 펼쳐져 있는 지점이다. 소화가 안 될 때 중완을 눌러보면 팽만감을 느낄 수 있는데 이는 대장에 가스가 가득차서 팽창한 것이라고 보면 정확하겠다.

4. 방광

    소변불통일 때, 야뇨증, 방광염의 경우에 이용한다. 신장에서 보내는 소변을 저장했다가 일정량이 되면 배출하는 기관이다. 방광의 치료점은 아래 그림과 같다.

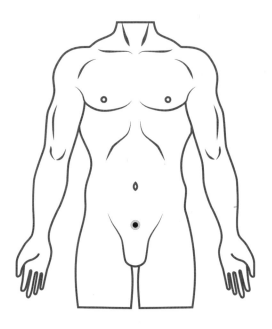

책의 내용만으로 이해가 어려운 부분은
아래 주소에서 동영상 강좌를 참고하십시오.

https://cafe.naver.com/sangmienghiel
네이버 카페 '생명혈 요법'을 검색하세요.

제 **5**장

질병의 종류에 따른 치료법

질병의 발생 원리와 노화의 원리를
알면 건강 100세의 길이 보인다

1. 당뇨병

당뇨병은 식사량을 조절하여 더 이상 악화되지 않도록 유지하는 것이 유일한 치료법이며 불치병으로 알려져 있다. 식사량을 조절하여 혈당수 치를 유지하는 것은 근본적인 치료라고 할 수도 없다. 흔히 당뇨병을 비장(췌장)의 문제로 생각하지만, 비장이 정상적인 기능을 하더라도 부신 호르몬과의 균형이 깨지게 되면 당뇨병이 발생한다. 생명혈 요법의 치료로도 비장은 치료가 잘 되지 않는다. 비장은 인체의 깊숙한 곳에 위치하고 있기 때문에 치료의 효과를 낼 수 없는 것으로 추측된다. 그러나 부신은 치료가 가능하므로 어느 정도 영향을 줄 수 있다.

부신-좌우 신장 위에 있는 내분비 기관으로 신상체라고도 한다. 신장위쪽에 밀착하여 있다. 소화불량 증세를 치료한 후에 부신을 치료한다.

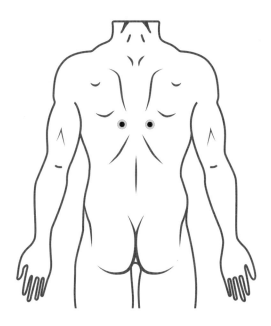

2. 고혈압

고혈압의 원인은 무수히 많다. 가장 대표적인 것은 과체중으로 인하여 혈관이 압박을 받게 되고 이로 인하여 혈관 내부에 압력이 올라가서 생기는 고혈압이다. 과체중이 발생하는 이유에 대해서도 근래에는 장내에 비만을 일으키는 세균이 있다는 이론도 등장하였지만 필자는 이 부분에 대해 반론을 제기해 보려 한다.

똑같은 양의 음식물을 섭취하였을 때 살이 찌는 사람과 살이 찌지 않는 사람이 있다. (칼로리를 소비하는 양도 동일하다는 가정을 한다.) 이 경우에 과연 어떤 사람이 정상일까? 같은 양의 음식물을 섭취하였는데 살이 찌지 않는 사람이 정상일까? 아니다. 먹은 만큼 살이 찌는 것이 자연의 이치로 볼 때 당연히 정상인 것이며 살이 찌지 않는 사람은 영양소 흡수를 하지 못하여 살이 찌지 않는 것이다.

똑같은 양의 음식물을 섭취하였는데 섭취한 음식물이 만들어 내야 할 더 이상의 무언가를 만들어 내지는 않는다. 만약 먹은 것보다 더 많이 만들어 낸다면 이는 에너지 보존의 법칙에 정면으로 위배된다. 같은 양의 음식을 섭취하였는데 다른 사람보다 체중이 더 불어난다면 음식을 소화하여 몸에 축적하는 능력이 좋은 것이며 효율이 좋은 것이다. 즉, 적게 먹어도 충분히 몸의 신진대사를 유지할 수 있는 효율적인 구조의 몸이며 우수한 인간이다. 그러므로 과체중을 일으키는 비만유전인자가 존재한다는 이론은 유효하지가 않다.

결론적으로 과체중이나 비만을 해소하기 위해서는 음식의 양을 줄이거나 운동을 통하여 몸에 축적되는 에너지를 체외로 배출시키는 방법밖에 없으며 음식의 양을 줄여도 절대로 문제가 되지 않으므로 염려할 필요가 없다.

여기서는 과체중으로 인한 고혈압은 배제하고 고혈압의 치료에 대해 논하기로 한다. 과체중이 될 정도로 많이 먹고 활동량이 적은 사람은 자신의 힘으로 노력할 일이지 치료의 방법으로는 불가능하며 필자 또한 방법을 제시하지는 못한다.

과체중으로 인한 혈관의 축소를 제외하고도 인간의 혈관은 나이가 들면서 혈관의 노폐물로 인해 혈관이 좁아지는 것을 피할 수 없다. 그중에서도 특히 혈압을 상승시키는 곳이 제5생명혈이며 이곳을 잘 치료하기만 하여도 혈액의 흐름이 원활하게 되어 혈압을 상당히 떨어트릴 수 있다.

다음으로 중요한 지점은 제1생명혈부터 제4생명혈, 그리고 신장과 간의 치료까지가 고혈압을 치료하는 치료점이 되겠다. 그 외에 통증을 일으키고 있는 신체 모든 부분이 혈액의 흐름을 방해하여 혈압을 상승시키는 요인으로 작용한다. 더 나아가서는 질병의 상태가 겉으로 나타나지는 않았지만 인체의 모든 부분이 고혈압의 치료점이라도 보아도 되겠다. 신체의 모든 부분을 생명혈 요법으로 치료할 수도 없고 치료할 필요는 없다. 생명혈 요법의 중요한 제1생명혈부터 제5생명혈의 치료와 신장의 치료까지만 잘 이루어지면 고혈압의 고통 속에서 해방될 것이다.

고혈압 약을 평생 먹으면서 혈압조절을 해야 한다는 의사의 말을 그대로 믿고 그것이 치료인 줄 착각하고 아무런 의심 없이 따르는 수많은 환자들을 보면 정말이지 어처구니가 없다. 생명혈 요법의 치료방법으로는 고혈압은 병도 아니다.

책의 내용만으로 이해가 어려운 부분은
아래 주소에서 동영상 강좌를 참고하십시오.

https://cafe.naver.com/sangmienghiel
네이버 카페 '생명혈 요법'을 검색하세요.

제 **6** 장

통증의 치료

질병의 발생 원리와 노화의 원리를
알면 건강 100세의 길이 보인다

가벼운 통증은 바로 통증부위를 치료해도 되지만 오래된 질병은 제1생명혈부터 제5생명혈의 치료와 신장의 치료를 끝낸 다음에 치료에 임하는 것이 좋다. 기타의 통증과 질병은 기본적으로 소화기능과 심장, 신장, 간 등 오장육부의 기능이 정상화되어야만 근본적인 원인을 해소하였다고 볼 수 있으며 그런 다음에야 비로소 치료가 가능하다고 보면 되겠다. 또한 생명혈 요법으로 제1-5생명혈과 신장의 치료를 마치고 나면 거의 대부분의 질병이 사라지거나 통증의 경우 저절로 줄어드는 경우도 많다.

1. 두통, 구내염, 비염, 시력저하, 이명, 난청, 구안와사, 치매 등 머리, 얼굴에 나타나는 질병

이들 질병은 만성소화불량을 치료하고 나면 저절로 좋아지는 경우가 대부분이다. 특히 두통의 경우는 만성소화불량과 같은 질병이라고 보아도 될 만큼 만성소화불량의 완치와 함께 저절로 낫게 된다. 하지만 만성소화불량을 해소하였다고 하였더라도 모든 질병이 완치되는 것은 아니다. 이런 얼굴과 머리에 나타나는 질병은 피를 뽑아내 치료하는 방법이 있지만 이를 따로 생명혈 요법으로 치료하는 방법을 제시하지 않았다.

얼굴은 침으로 찔러 치료하기에는 사회활동에 불편함을 줄 수 있고 머리를 치료점으로 하는 경우에는 머리를 잘라야 하는 번거로움이 있기 때문에 특별히 병증이 심각하지 않은 경우에는 잘 사용하지 않으며 다른 방법을 제시하려 한다.

하지만 구안와사(안면 신경 마비로 입이 비뚤어지는 질병)의 경우 어쩔 수 없이 생명혈 요법대로 안면의 치료점에 직접 치료를 하여야 하며 치료점은 다음 그림1과 같다. 특히 구안와사를 빨리 치료하기 위해서는 제1생명혈과 제4생명혈의 치료를 함께 하는 것이 치료 속도가 빠르다. 또 뒷머리 쪽에도 피의 흐름을 방해하여 구안와사를 일으키는 치료점이 있으므로 같이 치료하는 것이 좋다. 뒷머리를 잘 눌러보아 아픈 곳의 머리를 자르고 치료점으로 택하며 다음 그림2, 그림3과 같다.

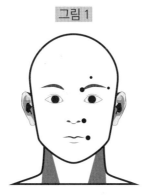

그림 1

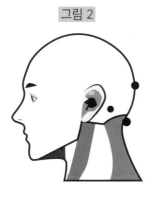

그림 2

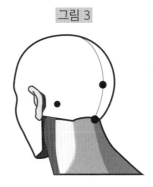

그림 3

구안와사의 치료점은 얼굴 부위의 치료점이 일반적인 한의학적 치료점으로 이미 알려져 있다. 필자는 오랜 경험으로, 잘 낫지 않는 구안와사 환자를 치료하면서 제1, 제4생명혈의 치료와 뒷머리의 치료를 병행하면 피의 흐름이 매우 좋아져서 빨리 낫게 되는 것을 알게 된 것이며 이는 기존의 어떤 치료법에도 없는 내용이다.

얼굴과 머리의 질병을 완화시키는 방법으로 물구나무서기를 제시한다. 물구나무서기가 어려울 경우 시판되는 제품으로 '꺼꾸리 운동기구'를 추천한다. 인간은 직립보행을 하므로 시간이 갈수록 머리 쪽으로 피의 흐름이 순조롭지 않게 된다. 이런 까닭으로 만성 소화불량을 해소하였다 하더라도 머리 쪽의 질병을 치료하거나 혹은 예방차원에서라도 물구나무서기 혹은 '꺼꾸리 운동기구'를 사용하여 머리 쪽으로 혈류량을 증가시켜 주는 것이 좋다. 꺼꾸리 운동을 하기 전에 반드시 생명혈의 치료를 통해 혈액의 이동을 원활하게 한 후에야 비로소 효과를 볼 수 있으니 꼭 유념하여야 한다.

2. 어깨통증

어깨의 통증 역시 부위에 따라 조금 다르겠지만 만성 소화불량 증세가 해소되면 저절로 낫게 되는 부분이 많다. 아픈 부위를 잘 눌러보면 특별히 심하게 아픈 곳이 나타나며 이곳을 치료점으로 하여 치료한다. 완치의 시기는 몸의 상태나 치료점에서 나오는 피의 색탁, 피부의 상태 등을 관찰하며 결정한다. 경험적 수치로는 대략 15회 정도 치료하면 완치 수준에 이르게 된다.

통증의 치료 시에 주의할 점은 반드시 쉬어야만 되는 통증이 있다는 것이다. 아무리 치료횟수를 늘려도 꿈쩍도 하지 않는다면 치료를 멈추고 쉬어야만 한다. 정확하게 이론적으로 제시할 수 없음이 안타깝다. 많은 대체치료법들이 치료를 하면 낫는다고 주장하고 있으나 실제는 그렇지 않다. 아주 오래되고 중증이라 생각되는 통증이 단지 몇 번의 치료로 해결되는가 하면 가벼운 통증으로 보이지만 치료가 잘 되지 않는 경우도 발생한다.

잘 낫지 않는 통증은 무리하게 몸을 사용하지 말고 쉬는 것이 좋을 때도 있다. 혹은, 반드시 수술적 방법을 사용해야 하는 경우도 있다. 민간, 대체 치료법의 문제점은 통증의 올바른 진단 없이 무조건적으로 치료하여 낫지도 않을 통증을 치료하겠다고 하는 무지함에서 비롯된다. 현대의학이 대체의료, 민간요법을 근거 없고 비과학적이며, 무지몽매한 치료법으로 매도하는 이유 중에 하나이다. 잘 낫지 않는다면 현대의학의 힘을 빌려 진단해 보기를 권유한다.

대체요법이나 민간요법의 장점은 현대의학이 밝혀내지 못하는 모세혈관이 막혀서 질병이 발생한 경우에 모세혈관의 피를 분리하거나 잘 흐르게 해서 질병이 치료되는 원리이다. 그러므로 이미 구조적으로 문제가 생겼거나 인대가 끊어졌을 경우에는 소용이 없다.

생명혈 요법도 마찬가지이다. 15회 정도 치료를 하여도 질병의 차도가 없다면 반드시 현대의학의 진단을 받아볼 필요가 있다. 다만 현대의학에서 말하는 오십견이라는 것은 모세혈관이 막혀서 어깨의 통증을 유발하고 움직임에 문제가 생긴 질병으로 추측된다. 현대의학의 특징인 질병의 원인을 찾아내지 못하였을 때 주로 쓰는 병명의 형태를 취하고 있는 것으로 보아서도 그렇고 오십견이라는 판정을 받은 어깨 통증은 치료가 잘 되는 것으로 미루어 보아 그런 추론이 가능하다.

3. 팔의 통증

눌러서 아픈 곳을 찾아서 치료하는 것은 모든 통증의 치료방법과 같다. 팔의 치료점은 팔뿐만 아니라 견갑골 주위 및 어깨와도 밀접한 관계가 있다. 반드시 어깨와 견갑골 주위를 먼저 잘 살펴서 아픈 부위를 찾아 병행 치료하여야 효과가 있다.

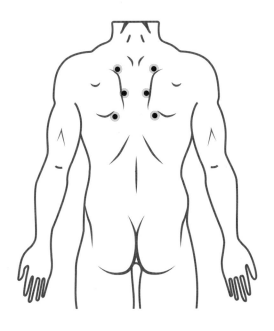

4. 다리의 통증 1

허리 아래부터 무릎까지의 통증과 특히 무릎의 통증을 호소하는 경우에 고관절 주위를 잘 살펴보아야 한다. 무턱대고 무릎만 치료하여서는 효과를 기대하지 못하는 경우가 많다.

고관절부터 무릎까지의 근육이 경직되면서 통증이 발생하는 경우가 흔하지만 환자 자신은 무릎이 아프다고 표현하는 경우가 많으며 실제로 병원에 가서도 무릎이 아프다고 이야기를 하고 무릎에 대한 진단과 치료를 반복하였으며 치료에 차도가 없는 경우가 매우 많다. 고관절부터 무릎까지를 잘 확인하여 치료하여야 한다.

무릎의 통증은 연골이 얼마나 닳았느냐는 것이 관건이다. 이미 닳아 없어진 연골 때문에 생긴 통증은 안타깝지만 치료가 불가능하다.

5. 다리의 통증 2

    무릎 아래부터 발끝까지 발생하는 통증은 먼저 고관절부터 무릎까지의 통증을 치료한 다음에 실시하여야 한다. 특히 종아리 쪽이 무겁거나 근육경련이 자주 일어나는 때에는 치료해야 할 부위가 주로 아래의 그림에서 표시된 자리에 나타나는 경우가 많으므로 참고하기 바란다.

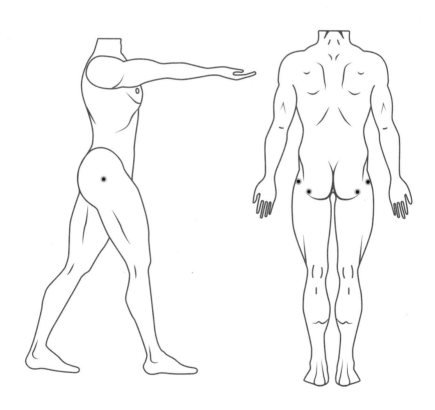

6. 요통의 치료

요통은 대단히 치료가 어려운 질병이다. 초기에는 매우 치료가 간단하나 시간이 지나서 요추가 비틀어진 경우에는 그 정도에 따라서 치료하기가 매우 곤란한 지경에 이르기도 한다. 요통은 흔히 말하는 디스크 증상을 유발시키는 부위를 칭한다.

요통의 초기 증상의 시작점은 제5생명혈의 치료점이다. 한의학의 혈자리 이름은 '지실'이며 대장의 이상이 생기면 '지실' 주변 모세혈관이 막히면서 근육통을 유발한다. 극히 드물게 '지실'의 근육통을 인지하지 못하고 척추 디스크로 이어지는 경우도 있다.

요통이 치료하기 어려운 이유는 통증과 함께 요추가 비틀어졌기 때문이다. 만약 요추가 비틀어졌다면 비틀어진 요추를 물리적으로 바로잡는 것까지 치료를 하여야 한다. 또 너무 상태가 너무 악화되어 수술적 요법을 사용하여야 할 지경에 도달했다면 치료를 포기하는 것이 마땅하다. 상태를 잘 보아가며 제5생명혈의 치료와 함께 물리적으로 요추를 바로펴는 운동을 할 수 있는 경우에는 운동 요법을 병행한다.

그림으로 운동방법을 설명하는 것은 조금 부적절하지만 최선을 다하도록 하겠다. 철봉을 이용하는 방법으로 철봉에 매달려 다리를 앞뒤로 최대한 벌린 다음 빠른 속도로 교차하면서 위치를 바꾼다. 이때 팔은 최대한 힘을 빼고 몸을 늘어트려 요추가 늘어지도록 해야 한다. 왼쪽 다리가 앞으로 향하고 오른쪽 다리가 뒤를 향한 다음 반대로 힘차게 발을 바

꾸는 동작을 2회 한다. 다시 다리의 위치를 바꾸고 같은 동작을 2회 반복
한다. 처음에는 1일 1회 정도로 가볍게 하다가 몸의 상태를 보아가며 횟
수를 늘려도 될 정도가 되면 반복횟수를 늘려 나간다.

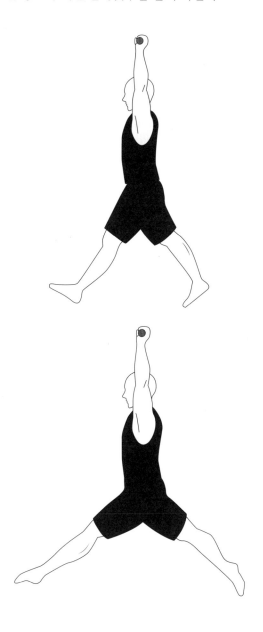

7. 꼬부랑 허리의 치료

엎드려서 장시간 일을 하거나 고령으로 허리가 꼬부라지는 경우에는 요통과 달리 매우 치료가 쉽다. 많은 치료법들이 허리가 아프다고 하면 요추의 통증으로 오인하고 있고 또 환자 자신들도 요추가 아픈 것으로 착각하여 그냥 허리가 아프다고 표현하기 때문에 치료점을 찾지 못하고 통증에 시달리고 있는 것을 보면 매우 안타깝다.

이 경우에 통증의 발생부위는 요추가 아니고 미추(꼬리뼈)이다. 꼬리 뼈를 잘 눌러보면 특별히 아픈 부분이 나타나며 이 부위를 생명혈 요법 으로 잘 치료하면 꼬부랑 허리가 신기하게도 펴진다. 꼬리뼈의 통증이 허리의 통증보다 잘 치료되는 원인은 웬만해서는 구조적인 문제가 생기 지 않기 때문이다.

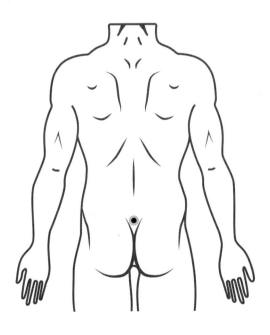

8. 생명혈 요법의 응용범위

뱀, 지네에 물렸을 때, 각종 염좌(삔 것), 뼈에 금이 생긴 경우, 외과적 수술로 인한 통증, 아토피성 피부염, 대상포진 등에도 생명혈 요법을 이용하여 치료할 수 있다.

책의 내용만으로 이해가 어려운 부분은 아래 주소에서 동영상 강좌를 참고하십시오.

https://cafe.naver.com/sangmienghiel

네이버 카페 '생명혈 요법'을 검색하세요.

제 **7** 장

잘못 알고 있는 의학 상식

질병의 발생 원리와 노화의 원리를
알면 건강 100세의 길이 보인다

1. 신경성, 스트레스성 질병이다

현대의학의 진단 중에 많은 부분들이 질병의 원인을 스트레스로 지목한다. 하지만 스트레스성 소화불량 환자와 신경성 두통을 가진 환자에게 단 한 번도 스트레스를 해소하여 치료를 한 적이 없다. 환자들의 스트레스 원인이 무엇인지 알지 못하며 설령 안다 하더라도 그들의 스트레스를 해소해줄 방법이 필자에게는 없다. 단지 소화불량의 원인을 찾아 모세혈관을 청소하여 병증을 해결하였을 뿐이다.

스트레스는 질병을 악화시키는 요인에는 틀림없다. 질병을 악화시키는 요인은 스트레스와 함께 음식물, 기후 등도 중요하게 작용한다. 이런 요소는 질병을 더욱 가중시킬 뿐이지 질병의 근본 원인은 아니며 치료의 목표를 빨리 달성하기 위해 가능하면 노출되지 않는 것이 좋다.

신경성, 스트레스성 질병은 세상에 존재하지 않아야 될 병명이며 그런 질병도 없다. 몸에 생긴 질병은 몸을 치료하는 것이다. 스트레스를 받으면 평소 소화불량 증세를 가지고 있는 경우에는 소화불량이 극심하게 나타나며 고혈압을 앓고 있던 경우라면 고혈압이 더욱 심해질 것이고 기타의 질병도 마찬가지이다. 또한 좋지 못한 음식을 먹거나 너무 덥거나 춥거나 혹은 건조하거나 습한 기후에 노출이 되어도 평소 가지고 있던 지병이 더욱 악화될 것이며 평소 지병이 없는 경우라도 몸의 가장 약한 부분을 따라 질병이 침투, 혹은 발현될 것이다.

질병은 육체에 발생한 것이니 마땅히 질병의 치료를 위해서는 육체를 들여다보아야 한다. 육체에서 원인을 찾지 못하였으니 사실은 "잘 모르겠다." 라는 답이 정직한 의사의 답이어야 한다. 하지만 "잘 모르겠다." 라고 말하는 의사는 없다. 그 이유는 독자 여러분의 상상에 맡긴다.

어떤 일이든지 결과에는 분명 그에 상응하는 이유가 있다. 질병도 분명히 원인이 있다. 정확한 원인을 찾아내고 그에 합당한 치료를 하면 반드시 나아야 한다. 질병은 분명히 육체에 자리 잡고 있는 것이지 정신에 침투하거나 위치하고 있는 것이 아니다. 그렇게도 과학적인 것을 좋아하는 현대의학이 어찌해서 보이지도 않는 스트레스가 질병의 원인이라고 하는지 알다가도 모를 일이다.

거의 모든 신경성 질병 혹은 증후군 등의 병명은 현대의학에서는 원인불명일 때 사용하는 용어이다. 이것은 필자가 추측하여 쓴 글이 아니라 앞서 필자가 네이버 지식백과를 발췌한 내용 중에서도 확인할 수 있고 또 다른 많은 질병들에 대해서도 원인불명이거나, 스트레스, 기질적 요인, 선천적인 요인 등을 원인으로 꼽고 있다. 이렇게 해서는 질병을 치료할 수 없다.

많은 환자들은 질병의 원인도 모르는 의사에게 진료를 받고 약 처방을 받아 오고 있는 서글픈 현실이다. 만성 소화불량 때문에 이 책을 마주한 독자님께서는 그동안 스트레스 때문에 소화불량이 계속 되어왔다는 병원의 처방이 필자의 이론에 따라 만들어진 생명혈 요법 중 제1·2생명혈 요법으로 1시간만 치료해 보면 틀렸다는 것을 즉시 알게 될 것이다.

2. 유전적 질병이므로 고칠 수 없다

모든 질병은 유전한다. 질병뿐만 아니라 사람의 생김과 성격까지 모두 유전된다. 만약 자식이 부모를 닮지 않거나 부모의 질병이 자식에게 나타나지 않았다면 유전인자가 열성이거나 혹은 돌연변이가 되었다고 보아야 한다.

좋은 치료법은 질병이 유전에서 기인된 선천적인 질병이든 혹은 후천적으로 발생하였는가를 따지지 아니한다. 정확한 질병의 발생 원인을 찾아내고 합당한 치료법이 있다면 반드시 질병은 치료되어야 함이 마땅하다.

또한 유전적인 질병은 그만큼 선천적으로 병증의 증세가 발생하여 오래되고 치료하기에 어려움이 있다는 뜻으로 해석한다면 보다 강력하고 정확한 치료법으로 치료하면 되겠다.

3. 인연이 맞아야 낫는다

고령의 환자들에게 자주 듣는 말이다. 의사와 환자가 인연이 맞아야 치료가 된다는 뜻이다. 어디어디를 다 다녔는데 결국 어느 한곳에서 질병을 고쳤다는 것이다. 사실은, 인연과는 관계없이 질병의 강도와 치료의 강도가 맞았다는 것이다.

진단을 정확히 하였고 환자의 고통을 해소하기에 충분할 만큼 모세혈관에 막힌 혈액을 분산시켰거나 제거시켰기 때문에 질병의 고통이 해소되었다는 것이지 인연이 있어서 낫게 된 것이 아니다.

병세가 약한 경우에는 적당한 침 자극과 기타의 자극 등으로도 치료되는 사례는 얼마든지 많다. 그러나 이 책을 접하게 된 대부분의 독자님들은 만성 소화불량의 원인을 정확하게 알고, 또 정확하게 해결할 수 있는 의사 혹은 치료사를 찾지 못하였기에 질병의 고통에서 벗어나지 못하고 있는 것일 뿐이다. 정확한 치료법으로 치료한다면 치료하는 이는 정성을 들여서 치료하면 더더욱 좋겠지만 그렇지 않더라 하여도 질병을 치료하는 데에는 아무런 문제가 되지 않는다.

기술이 좋으면 대충대충 하여도 좋은 결과물이 나타나는 것이고 기술이 모자라면 죽을 만큼 애를 써도 좋은 결과물을 만들어 낼 수 없는 것과 같은 이치이다. 또한 토끼와 거북의 달리기 시합처럼 거북이의 걸음으로 아무리 달려도 결코 토끼를 앞지를 수가 없는 것과도 마찬가지이다.

물론 토끼와 거북이의 이야기는 토끼가 잠을 잤기 때문에 토끼의 완패로 끝나고 말았지만 이 경우처럼 이렇게 나태하고 무책임하지만 않는다면 토끼가 질 수 없다. 이처럼 대개의 경우 기술력이 좋으면 승리하는 것과 같이 좋은 치료법은 좋은 결과물을 만들어 내며 환자의 진심이나 치료하는 이의 진중함을 필요로 하지 않는다. 사람을 치료하는 일을 너무 딱딱하고 기계를 다루는 것처럼 표현하여 대단히 송구하나 이는 틀림없는 사실이다.

4. 운동은 만병통치이다

그렇다. 운동은 만병통치가 맞다. 다만 아침부터 저녁까지 죽기 살기로 운동에 전념한다면 특별한 치료를 하지 않아도 건강한 삶을 보장받기에 충분하다. 이는 직업적인 운동선수를 통해 충분히 증명된다. 아주 예외적인 경우가 있기는 하지만 운동을 직업으로 하면서 식생활 습관을 잘 유지하면 질병으로부터 자유스러워지는 것은 매우 당연하다. 또 운동을 직업으로 하지 않더라도 운동량이 매우 많은 경우에도 같은 결과에 이를 수 있다.

하지만 현실적으로 거의 모든 시간을 운동에 사용하는 것은 불가능하다. 의식주를 해결하기 위해 생산 활동에 많은 시간을 사용해야 하기도 하고 또 흥미를 느끼지 못하는 경우에는 장시간 동안 운동을 할 수도 없다. 그래서 운동은 만병통치가 맞지만 만병통치가 되기 위해서는 너무 많은 시간을 필요로 하기 때문에 결코 쉬운 일은 아니다.

운동을 하면 건강에 좋다는 것은 누구나 알고 있는 사실이지만 정확히 어떤 장점이 있는가에 대해서는 의견이 분분하다. 필자는 운동이 왜 건강에 좋은가에 대해서 아직 정확하게 밝혀진 것이 없고 운동과 노동의 차이도 밝혀지지 않은 이 시점에서 명쾌하게 그 해답을 제시해 보려 한다.

모든 운동의 동작은 흉추의 움직임을 유발하고 있다는 것에 주목하여야 한다. 앞서 설명한 흉추바로펴기와 비슷한 효과를 거둘 수 있는 것이 운동이다. 반면 노동은 흉추의 움직임을 강제적으로 만들어 내지 않는다. 이것이 운동과 노동의 가장 큰 차이이다.

운동은 끊임없이 흉추에 자극을 주어 흉추를 곧게 만들어 주게 된다. 이때 가장 큰 혜택을 보는 곳은 음식물을 소화시킬 때 발생하는 가스의 통로이며 이곳이 열리면서 가스배출이 손쉽게 된다. 가스의 배출이 쉽게 된다는 것은 더 이상 언급하지 않더라도 소화기능이 좋아진다는 의미인 것을 충분히 이해하셨으리라 생각된다. 소화기능이 좋아진다는 것은 질병의 80% 이상이 물러간다고 보아도 된다. 그만큼 소화기관은 질병을 일으키는 중요한 부분이며 소화기관으로 인해 발생되는 여타의 질병들이 많다는 것이다.

즉, 운동이 만병통치가 되려면 병증을 해결할 수 있는 만큼의 자극이 있어야 된다. 바꾸어 말하면 병증이 가벼운 경우에는 가벼운 운동만으로 건강을 유지할 수 있고 병증이 심한 경우에는 병증을 해소할 수 있을 만큼의 운동량을 필요로 한다는 뜻이 되겠다. 이것은 운동에 국한된 것이 아니라 다른 치료법들도 마찬가지이다.

5. 대장암 검사, 위 내시경 검사는 주기적으로 받아야 한다

　대장과 위장의 이상증세는 굳이 내시경 검사를 하지 않아도 잘 알 수 있다. 위암은 위염이 악화되어 위궤양으로 발전하고 더 나아가서 위암으로 진행된다는 것에는 이견이 없을 줄로 안다. 위염은 만성소화불량이 지속되어 생긴 것이므로 만성소화불량을 해결하였고 상복부의 불편함이 없다면 나와는 무관한 것으로 보아도 무방하겠다.

　대장에 문제가 생기면 변비, 하복부 팽만감, 악취가 나는 방귀, 검은색 변 등으로 이상신호를 먼저 보내온다. 만약 이런 증상들을 치료할 방법이 없다면 대장암 검사를 수시로 하여야 하며 만약 대장암이 발생하였다면 수술적인 방법으로 치료할 수밖에 없다. 그러나 상기의 증상들을 치료할 능력이 있고 현재 이상소견을 보이지 않는다면 대장암 검사를 해야 할 아무런 이유가 없다.

6. 고혈압은 평생 약을 먹어야 한다

현대의학의 치료방법으로는 고혈압은 불치의 병이다. 그러므로 평생 약을 먹으면서 혈압조절을 하는 방법밖에는 없다. 하지만 생명혈의 치료 방법으로 고혈압을 치료하는 것은 크게 까다로운 일이 아니다. 지금까지의 치료경험을 통하여 보면 수축혈압 150까지는 3-4회의 치료만으로 충분하다. 이렇게 빠른 치료효과가 나타나는 것은 인체의 혈액흐름을 방해하는 가장 큰 요인을 제거하였기에 가능한 것으로 추측된다.

또한 피를 맑게 하는 기관인 신장을 치료하여 더욱더 원활한 혈액의 흐름을 유도하여 혈압을 강하시키는 방법이 있다. 그러므로 현대의학의 치료방법만 알고 있으면 고혈압은 불치병이거나 난치병으로 치료는 불가능하며 현대의학적인 용어로는 평생 약을 먹으면서 관리를 해야 한다고 한다. 정말이지 안타까운 일이 아닐 수 없다.

다만 고혈압의 치료를 위해서 체중조절을 해야 한다는 사실은 누구나 알고 있다. 체중이 늘어나서 혈관을 압박하여 생기는 고혈압은 세상 그 누구도 해결할 수 없음을 굳이 설명을 필요로 하지 않을 것이다. 고혈압의 치료를 위해서는 반드시 체중조절은 선행조건이 되어야 하며 그 이후에 생명혈 요법을 이용하여 고혈압을 치료하면 현대의학에서 말하는 것처럼 고혈압은 결코 난치병이거나 불치병이 아니며 약을 먹을 이유도 없음을 알게 될 것이다.

7. 당뇨병은 저혈당으로 쇼크가 온다

당뇨병은 식사요법으로 살을 빼는 것이 유일한 방법인 불치병으로 알려져 있다. 또한 당뇨병은 현대의학에서도 원인을 알 수 없어 정확한 치료법을 찾지 못하고 있다.

당뇨병 환자 중에 저혈당으로 쇼크가 온다는 말을 자주 듣게 된다. 실제로 병원에서의 검사수치로도 저혈당을 확인할 수 있다. 하지만 필자의 임상경험으로는 위장과 복부에 가스가 가득차서 문제를 일으키는 것으로 확인되었으며 이 문제를 해결하는 것으로 쇼크의 상태가 해결되는 것으로 미루어 볼 때 저혈당의 증세는 흔히 말하는 급체라고 보아도 무방하겠다.

또한 당뇨병의 치료는 소화불량의 증세를 해소하는 것만으로도 어느 정도 치료가 가능한 것으로 확인하였다. 다만 오랜 시간 동안 당뇨병 환자를 치료한 경험이 없어 단정적으로 말할 수는 없다.

8. 빈혈 때문에 어지럽다

어지럼증의 원인으로 현대의학은 혈액 속의 헤모글로빈 수치를 제시하면서 철분의 부족을 이유로 들어 철분을 섭취할 것을 주된 처방으로 제시한다. 그러나 실제로 어지럼증을 호소하는 대부분의 환자를 보면 소화불량 환자이다. 소화불량 증세를 해소하면 실제로 헤모글로빈 수치가 올라가는 것을 확인하였다.

이처럼 소화불량으로 위장의 가스와 소장, 대장의 가스가 배출되지 않으면 빈혈을 막을 방법이 없다. 이미 섭취한 음식에서 철분은 충분하다. 현대인의 식단이 각종 영양소가 모자라서 발생하지는 않는다. 오히려 그 반대이다. 너무 과잉으로 섭취한 영양 때문에 질병이 발생하는 것이다.

철분은 충분히 섭취하였지만 소화불량 증세가 철분의 섭취를 막고 있으며 이는 단지 철분의 흡수뿐만 아니라 많은 영양소들을 흡수하지 못하여 각종 질병에 시달리게 된다.

많이 먹었음에도 살이 찌지 않고 마른 체형에 주로 나타나는데 이런 경우에 '영양실조' 라고 표현하는 것도 옳지 않다. 찢어지게 가난하여 먹을 양식이 없는 경우가 아니면 영양실조가 아니라 '영양실종' 이다.

국어사전에도 없는 영양실종이 도대체 뭔 소리냐고 하실지 모르겠으나 조금만 생각해보면 왜 이런 생뚱맞은 단어를 사용하는지 알게 될 것이다. 입으로 충분한 영양을 공급하였는데도 결과물이 빈혈로 나타난다면 그것은 분명 영양이 뱃속에서 인체에 흡수되지 못하고 배설을 통하여 체외로 배출되었기 때문이다.

그러므로 철분제를 복용할 것이 아니라 철분이 행방불명 혹은 실종된 원인을 찾아야 한다. 아쉽게도 지금까지 그 어떤 의사도 박사도 소화불량의 정확한 발생원인과 완전한 치료법이 없기 때문에 빈혈과 소화불량과의 관계를 생각해 보지도 못하였을 터이고 검증하지도 못하였을 것이다.

이에 생명혈 요법으로 소화불량의 원인을 속시원히 지목하고 치료방법을 제시하였으니 빈혈과 소화불량의 관계를 확인하시기 바란다.

책의 내용만으로 이해가 어려운 부분은
아래 주소에서 동영상 강좌를 참고하십시오.

https://cafe.naver.com/sangmienghiel
네이버 카페 '생명혈 요법'을 검색하세요.

제 8장

만병의 근원은 혈액이다

질병의 발생 원리와 노화의 원리를
알면 건강 100세의 길이 보인다

1. 건강의 핵심은 혈액이다

사람이 늙고 병들고 죽는 것은 모두 혈액이 원인이다. 혈액이 인간의 생사여탈권을 쥐고 있다고 하여도 틀린 말이 아니다. 이것은 인간이면 누구도 피해갈 수 없는 일이며 또 많은 사람들이 혈액의 문제 때문에 질병의 고통에 시달리며 살고 있다. 바꾸어 말하면 혈액이 건강하면 몸도 건강하다고 보면 되겠다. 이런 사실은 근래에는 현대의학도 견해를 같이 하고 있다.

여러 원인에 의해 인체의 곳곳에 혈액순환이 장애를 받게 되면 이는 곧 질병으로 나타난다. 그러한 이유로 건강한 삶을 영위하기 위해서는 맑고 건강한 혈액이 끊임없이 생산되고 온몸을 잘 흘러야 한다. 노화가 진행되거나 혹은 잘못된 식생활 등의 여러 요인으로 인해 인간의 혈액은 오염되고 탁해지며 그 기능을 잃어만 간다. 결코 혈액을 100% 완전한 상태로 유지시킬 수는 없지만 최대한 늦출 수는 있다.

현대의학에서는 더러워진 혈액을 깨끗하게 하는 방법을 아직 제시하지는 못하고 있으나 많은 민간요법과 대체 치료법에서 대안을 제시하고 있다. 하지만 그 효과는 아직 미약한 실정이다. 필자의 생명혈 요법도 혈액을 정화하는 데 초점을 두었지만 결코 더러워진 혈액을 모두 정화시키지는 못한다. 혈관 속의 혈액을 정화시키는 기관은 신장인데 이 또한 모세혈관의 혈액이 흐르지 않고 멈추어 있어 신장으로 되돌아오지 못하면 결코 정화시킬 수 없다. 다만 최대한 혈액의 흐름을 원활하게 하기 위하여 노력할 뿐이다.

2. 질병의 원인은 오염된 혈액이다

혈액이 오염되는 원인에는 많은 원인들이 있다. 외부적인 원인으로는 음식물을 통한 오염과 더러운 공기로부터의 오염, 약을 자주 먹는 사람의 경우에는 약으로부터의 오염도 있으며 내부적으로는 인간이 살아있는 한 멈추지 않는 활성산소의 발생이다.

활성산소는 호흡을 통해서 마시는 산소의 2% 내외가 몸속에서 활성산소가 된다. 활성산소는 강력한 산화력과 함께 독성도 가지고 있다. 하지만 활성산소가 반드시 혈액만 오염시키고 인간의 몸에 불필요한 것만은 아니다. 우리 인간의 몸은 산화력을 에너지대사에 사용하고 있기도 한 이유이다.

뿐만 아니라 인체는 몸속에 세균이 침입하면 백혈구가 공격을 하게 되고 아이러니하게도 활성산소를 만들어 내기도 하는데 아마 조물주가 천지만물을 창조할 때 영원히 살지 못하도록 안전장치를 해 놓은 것이 아닌가 하는 생각이 든다.

여하튼 외부적인 요인과 자연발생적으로 인체에서 생기는 활성산소로 인하여 인간의 혈액은 더러워질 수밖에 없고 끝내는 생명을 다하는 것이 자연의 섭리이므로 결코 이를 거스를 수는 없다. 하지만 생명혈 요법이 혈액의 오염을 최대한 늦추어줄 것이다.

3. 혈액의 노화는 몸의 노화이다

혈액은 아무리 말해도 지나침이 없는 인체의 중요한 역할을 하고 있다. 인체의 구석구석을 돌아다니며 산소를 운반하고 양분을 공급한다. 병원균을 죽이기도 하고 노폐물을 운반하여 신장, 간장으로 운반하여 정화를 돕기도 한다.

하지만 혈액 속에 있는 노폐물을 제대로 정화하지 못하게 되면 혈액에 문제가 생기면서 질병과 노화로 이어진다.

포도당이 혈액 속에 많이 남아있으면 당뇨병을 일으키고 지방이 정화되지 않으면 고지혈증을 일으키며 더 나아가서는 동맥경화를 유발한다. 이처럼 혈액이 제대로 정화되지 않으면 혈액의 노화로 이어지게 되고 혈액의 노화는 곧 몸의 노화로 이어지는 것이다.

책의 내용만으로 이해가 어려운 부분은
아래 주소에서 동영상 강좌를 참고하십시오.

https://cafe.naver.com/sangmienghiel
네이버 카페 '생명혈 요법'을 검색하세요.

제 **9** 장

나와 내 가족의 병은
내가 고친다

질병의 발생 원리와 노화의 원리를
알면 건강 100세의 길이 보인다

1. 대한민국은 질병 1위 국가이다

OECD 회원국 중 암 발생률, 암 사망률, 환자 증가율, 의료 증가율이 단연 1위이다. 노인 인구 대부분은 각종 질병에 시달리며 고혈압약, 당뇨병약, 소화제를 몇 봉지씩 가지고 있고 병원은 발 디디기도 힘들 정도로 붐빈다. 서구화된 식단과 영양의 과잉으로 더더욱 이런 양상은 심화되고 있으며 그 끝을 도무지 예측하기 힘들 정도이다.

2019년 하반기에 달라진 보건복지정책을 보면
a. 병원급 의료기관 2-3인실 건강보험 지급
b. 전립선 등 남성생식기 초음파 건강보험 적용 확대
c. 복부, 흉부 MRI 검사 건강보험 적용
d, 자궁, 난소 등 여성생식기 초음파 건강보험 적용 확대
e. 난임치료 시술 건강보험 적용기준 확대 등으로 더욱더 많은 의료수요를 충족시키기 위한 예산만 확대시켰을 뿐 질병 1위 국가의 오명을 씻기 위한 노력은 그 어디에도 찾아볼 수 없다. 아니 어쩌면 제시할 방법이 없을 것이다.

2. 의사는 병을 고치지 못한다

의사가 병을 고치는 경우는 내외과적인 수술을 필요로 하는 일부의 경우에만 국한된다. 그 외에 특히 소화기 질병은 현대의학을 공부한 의사들은 도저히 고칠 수 없다는 것을 굳이 말하지 않아도 이미 겪어본 사람은 알고 있는 일이다. 소화기 질병뿐만 아니라 기타의 질병으로 고생하고 있는 많은 이들이 잘 낫지도 않지만 어쩔 수 없이 진통제라도 처방을 받기 위해 병원을 찾고 있다는 것도 이미 잘 알려진 사실이다.

하지만 우리는 초등학교 때부터 아프면 병원을 찾으라고 교육을 받았고 또 순진무구한 대다수의 국민들께서 의사는 공부를 많이 한 훌륭한 분이어서 틀림없이 낫게 해 줄 것으로 굳게 믿으며 감기만 걸려도 병원의 문을 두드리고 원인을 잘 모르는 질병인데도 약을 처방해 주면 감사해하며 머리를 조아린다. 반면에 한 번 두 번 병원을 방문하여 차도가 없으면 의사를 불신하고 치료를 포기하는 이들도 생겨난다.

현대의학이 질병의 근본원인이 혈액이 오염되고 탁해져서 발생한다는 것에 동의한지는 얼마 되지 않는다. 이제 걸음마 수준이다. 탁해진 혈액을 맑게 하는 방법으로는 혈액투석으로 이미 신장이 망가진 후에 실시하는 방법과 신장이 제대로 그 기능을 발휘하지 못하여 혈액이 걸쭉하게 되면 혈전용해제를 사용한다. 망가진 신장을 회복하는 방법을 모르니 근본치료는 불가능하고 결과에만 매달리므로 결코 의사는 병의 근본원인을 모르며 근본원인을 모르니 당연히 질병을 치료할 수 없는 것이다.

3. 접근방법을 바꾸면 질병치료의 획기적인 길이 열린다

혈액의 오염이 질병의 근원이라는 것은 한의학에서는 이미 2천여 년 전부터 인지하고 있었으며 혈액을 맑게 하여 질병을 치료하려는 치료법을 연구, 개발하여 왔다. 또 현대의학에서도 혈액의 오염을 질병의 근본 원인으로 늦게나마 지목하였으니 이제 오염된 혈액을 깨끗하게 하는 방법과 기존의 치료법들로 질병치료가 잘 되지 않던 이유를 고찰하여 보아야 한다.

하지만 도대체 무슨 심보인지 부항으로 피를 뽑는다 하면 기겁을 하며 난리를 친다. 부항을 사용할 때 침의 깊이는 3mm를 초과하지 아니한다. 또 피를 뽑아내는 양도 헌혈에 비하면 소량이다. 즉 어떤 부작용도 존재하지 않는다.

그럼에도 불구하고 부항을 사용하여 치료하면 마치 큰일이라도 날 것처럼 소란을 피우고 과학적인 근거가 없다하며 치료효과를 인정하지 않으려 한다.

인간이 과학으로 밝혀낼 수 없는 것은 무궁무진하다. 이미 과학으로 밝혀낸 것들마저도 오류투성이이며 인간의 지식과 과학으로 풀지 못할 문제는 너무도 많다. 과학으로 입증하기 전에 이치적으로 생각해보고 부항으로 모세혈관의 피를 뽑아내 보면 그 결과를 통해 치료의 우수성이 증명될 것이다.

사실 지금까지 세간에 알려져 있는 부항치료법들이 있지만 모두가 우수한 결과만을 보이는 것은 아니어서 한의학과 현대의학의 저항을 전혀 이해하지 못하는 것은 아니다. 특히 만성소화불량의 경우 기존의 부항치료방법으로는 아예 치료가 안 되거나 혹은 치료가 되었더라도 며칠 지나지 않아 재발하는 경우가 대부분이었으며 만성소화불량의 치료는 인체의 질병을 치료하는 기본 중의 기본이고 만성소화불량의 치료 없이는 이로 인해 발생하는 여타의 질병을 치료할 수 없었음도 분명한 사실이다.

4. 나와 내 가족의 병은 내가 고친다

앞에서 말한 대로 부항의 치료는 부작용의 위험이 전혀 없다. 또 이론적으로 공부하여야 할 내용이 많은 것도 아니며 어려움도 없다. 바꾸어 말하면 사람의 질병을 치료하는 것은 의사처럼 공부를 많이 하여야 하는 것도 아니고 어려운 학문도 아니라는 것이다.

누구나 간단하게 시행할 수 있으며 오직 필요한 것이 있다면 그것은 정성이다. 이미 부항치료를 경험한 독자님들도 있을 것이고 또 직접 부항치료를 시행하고 있는 독자님들도 계실 것이다. 그중에서도 특히 만성 소화불량의 치료를 해본 분들은 왜 그동안 치료가 잘 되지 않았는가를 필자의 만성소화불량의 원인과 치료방법을 통해서 이해하였을 것이다.

안타깝게도 현대의학과 한의원에서는 그들이 지금까지 해오고 있는 치료방법 외에는 절대로 인정하거나 받아들이지 않는다. 고혈압 환자에게는 평생 약을 팔아야 이익을 누릴 수 있고 소화불량 환자에게도 끊임없이 약을 처방하는 것이 훨씬 유리하다. 의사들에게 환자의 치료는 오직 수익창출의 대상일 뿐 그 이상 그 이하도 아니다.

그 이유는 간단하다. 만약 환자의 치료에 모든 것을 거는 진정한 의사라면, 특히 소화기 계통의 치료의사라면 자신의 치료방법이 얼마나 보잘 것없는 것인가를 환자의 치료 상태를 통해 뼈저리게 느꼈을 것이며 자괴감이 들어 도저히 환자를 치료하지 못하고 현대의학으로는 치료가 안 된다는 양심선언마저도 해야 할 것이다. 그러나 현실은 다르다. 의사가 되기 위해 노력한 수많은 어려움과 투자한 것들을 생각하면 절대 내려놓지 못한다.

병원에서 주는 약은 진통제, 소염제등이 주를 이루고 있고 특히 두통에 약을 사용하는 경우는 정신 나간 짓이다. 그렇지 않고서야 어떻게 원인을 모르는데 약을 처방한단 말인가. 머리의 혈관에 직접적인 원인이 없는 두통은 거의 대부분이 소화불량으로 인한 두통이다. 흉추교정만으로 즉시 두통이 해결되는 사례는 90% 이상이 된다. 물론 이를 완치시키려면 생명혈 요법으로 치료가 좀 더 필요하기는 하지만 병증의 원인을 알고 적절히 치료한다면 두통은 질병도 아니다.

의사는 설령 두통의 원인을 알고 흉추를 바로 펴기만 하여도 두통이 나아지는 것을 알았다 하더라도 이런 방법을 사용하지 않을 것이며 사용할 수도 없다. 의사의 치료방법은 품격 있어야 하고 일반인들은 감히 흉내 내지 못하여야 하며 무엇보다도 수익이 창출되어야 한다.

이런 이유로 의사를 맹신하지 말기를 바란다. 나의 질병을 치료하는 것은 오직 나 자신이며 나의 가족을 질병으로부터 지켜내는 것도 오직 자신만이 할 수 있는 일이라고 굳게 믿기를 바란다. 아무도 자신과 가족의 질병이 나아지는 것에는 별로 관심이 없음을 알아야 하고 설령 진정으로 낫기를 소망하고 치료에 임한다 하더라도 현대의학과 한의학의 치료방법으로는 간단한 소화불량 하나를 해결하지 못한다는 것을 알아야 한다.

책의 내용만으로 이해가 어려운 부분은
아래 주소에서 동영상 강좌를 참고하십시오.

https://cafe.naver.com/sangmienghiel
네이버 카페 '생명혈 요법'을 검색하세요.

제 **10**장

소설 같은 나의 이야기

- 필자가 걸어온 길 2

질병의 발생 원리와 노화의 원리를
알면 건강 100세의 길이 보인다

아주 어렸을 적으로 거슬러 올라갑니다. 5-6세 때쯤으로 기억이 됩니다. 밥을 먹으면 체하기가 일상이고 그때마다 어머니가 바늘로 손끝을 따주고 등을 두드려 줍니다. 물론 어김없이 두통을 달고 살았고 토하기도 하였습니다.

병원을 방문하기도 하였는데 그때 당시에는 병원에서는 체한 증상에 관해서는 병원의사는 설명을 하지 못하였던 것으로 기억됩니다. 한마디로 "그런 질병은 없다."였습니다.

한의원을 찾아 소화에 좋은 한약을 지어 먹기도 하였습니다. 뿐만 아니라 살이 찌지 않고 마른 몸이었기에 보약도 많이 먹었던 것으로 기억합니다. 하지만 이런 모든 것들이 아무 소용이 없었으며 소화불량과 두통 때문에 학교에서 조퇴하기는 다반사여서 학교생활 중에 개근상을 받아본 적은 한 번도 없었습니다.

초등학교 2학년 때쯤 신장염을 앓게 됩니다. 거의 1년 정도 옥수수수염 삶은 물을 마셨고 명태를 소금이나 특별한 양념 없이 조림으로 반찬으로 먹었습니다. 그 이후로 30년 넘게 명태는 쳐다보지도 않았고 옥수수는 지금도 먹지 않습니다.

밀가루로 된 음식은 먹으면 안 된다고 하였는데 그 시절에 최고로 맛있는 군것질은 '라면땅', '자야' 라고 하는 밀가루로 만들어진 과자였으며 지금의 스프 없는 라면과 비슷하다고 보면 될 것 같습니다. 너무 먹고 싶어서 어느 날 할머니께서 주신 용돈으로 '라면땅' 10봉지를 사서 몰래 다 먹었습니다. 그런데 그 무렵에 제 기억이 잘못된 건지 아니면 질병이 나을 때가 되었는지 모르겠지만 부기가 빠지고 병증이 없어졌습니다.

하지만 소화불량과 두통의 고통은 매일 매일의 연속이었습니다. 증상이 조금 나아지는 날과 심한 날의 차이만 있었을 뿐 도무지 머리가 맑다는 생각을 해 보지를 못하였습니다. 이쯤 되면 참으로 저주받은 육체라고 표현해도 무리가 없겠지요. 이때부터 나의 생각이 비뚤어지기 시작했던 것 같습니다. 어린마음에도 벌써 책의 내용이 모두 진실이 아니며 병원의 의사가 사람의 질병을 모두 치료하지 못한다고 믿기 시작했으니까요.

나중에 알게 된 일이지만 생각이 비뚤어진 것이 아니었습니다. 이것은 지극히 당연한 의문이며 결론 역시 무리가 아니었음이 밝혀진 것은 비록 시간이 오래 걸리기는 하였지만 사실이었습니다.

중학교에 진학을 하였습니다. 그 동안에도 계속 소화불량과 두통은 계속 이어졌습니다. 이대로는 도저히 안 되겠다 싶어 서점을 찾아 건강에 관련된 서적을 뒤졌습니다. '마인드 컨트롤' 이라는 제목이 눈에 들어 왔습니다. 책을 구입하여 집에 돌아와서는 단숨에 처음부터 끝까지 읽어 보았습니다. 마음을 조종하여 질병을 치료하는 것이 핵심이었습니다. "옳다구나, 바로 이것이 원인이었구나." 혼을 쏙 빼 놓기에 충분하였습니다. "그동안 소화가 안 되고 머리가 아픈 것이 낫지 않는 이유가 바로 이것 때문이었네. 질병의 원인이 마음에 있기 때문에 그렇게도 낫지 않았구나." 마치 온 우주를 얻은 듯이 기뻤습니다. 즉시 책에서 지시하는 대로 촛불을 켜고 명상을 시작하였습니다.

그런데 아무리 노력하여도 소화불량과 두통은 요지부동입니다. 노력이 부족한지 정성이 부족한지 아니면 방법이 틀렸는지 모르겠지만 여하튼 이 방법으로 질병을 치료하는 것은 더 이상 의미가 없을 것 같아서 책을 접고 마음도 접고야 말았습니다. 이 또한 먼 훗날에야 치료의 방법이 아니라는 것을 확실하게 알게 되었습니다. 그 후 몇 년간을 더 서점을 방황하며 치료에 도움을 줄 만한 책들을 살피고 다녔지만 특별히 얻은 것은 없었습니다.

스무 살이 되기 전에 '초염력'이라는 학회의 문을 두드렸습니다. 우주로부터 오는 생명의 에너지가 사람의 질병을 치료하고 더 나아가서는 사람의 운명도 바꾼다는 것이었습니다. 지푸라기라도 잡는 심정으로 강연회에 참석하였는데 소화불량은 차도가 없었지만 거짓말처럼 두통이 사라졌습니다. 그 후 다시 재발하는 데까지는 10년이 걸렸으니 전혀 효과가 없었다고 할 수는 없습니다.

하지만 그 외의 치료효과에 대하여서는 뭐라고 얘기할 만한 것이 없습니다. 어떤 원리로 두통이 사라졌는지 지금도 정확히는 이론적으로 설명할 수 없지만 이후에 단학선원, 수지침의 염파요법, 우주 초염력 등을 통하여 질병을 치료하는 데 다소 기여를 할 수 있다는 사실은 확인할 수 있었습니다. 마음이 조급하기도 하고 두통은 나아졌지만 미신 같기도 하고 이미 '마인드 컨트롤' 이라는 치료법으로 실패한 경험이 있기에 그곳을 나오기로 결정하였습니다.

스무 살 무렵에 우연히 라디오에서 수지침에 관한 광고를 듣게 됩니다. 즉각 행동에 옮겼습니다. 수강신청을 하고 교재를 탐독하고 자신의 몸을 대상으로 임상실험을 하였습니다. 그런데 이게 어찌된 영문인지 몸의 다른 부분은 통증이 해소되는데 소화불량과 두통에는 전혀 효과가 없습니다. 또 주변의 친구들에게 적용을 해 보니 신통하게도 잘 낫습니다. 친구들의 소화불량에도 일부 효과가 있습니다.

수지침은 그 이론이 방대합니다. 기초를 배우고 나면 또 다음 과목이 있는데 책의 양도 많지만 한문으로 표기된 부분이 많아 더더욱 공부해야 할 양이 많습니다. 분명 효과가 있는 것을 확인하였으니 "아마 기초만 배워서 잘 치료가 되지 않는구나." 라고 생각되어 전 과정을 수료하게 됩니다. 그런데 우습게도 전 과정을 다 배워도 기초공부만 하였을 때와 별 차이가 없습니다.

이 무렵에 나는 소위 말하는 '돌팔이'가 되어가고 있었습니다. 첫 번째 이유는 주변의 친구들과 지인들이 치료를 원하는 경우였고 두 번째 이유는 주변의 권유와 스스로 공부를 더 해 보아야겠다는 생각으로 경로당과 양로원을 돌며 수지침 치료를 하였습니다. 물론 정작 자신의 소화불량은 그대로 방치를 한 채로였습니다.

여기서 잠깐 '돌팔이'의 설움에 대해 이야기할까 합니다. 지금은 수지침에 대해서 사회적으로 분위기가 매우 좋아졌고 2000년 4월 25일 대법원 판례로 인해 수지침의 무료시술이 법적으로 처벌받는 사례는 거의 없다고 보아도 되겠지만 그때 당시에는 무면허 의료행위를 주기적으로 관내 경찰서에서 단속하는 시절이었습니다.

{수지침 관련 판례 2000.4.25. 선고 98도2389판결}
침술행위가 [의료법] 제27조 제1항 소정의 의료행위에 해당되는지에 관하여 판례는…

"의료행위라 함은 의학적 전문지식을 기초로 하는 경험과 기능으로 진찰, 검안, 처방, 투약 또는 외과적 시술을 시행하여 하는 질병의 예방 또는 치료행위 및 그 밖에 의료인이 행하지 아니하면 보건위생상 위해가 생길 우려가 있는 행위를 의미하는 것인데, 침술행위는 경우에 따라서 생리상 또는 보건위생상 위험이 있을 수 있는 행위임이 분명하므로 현행 의료법상 한의사의 의료행위(한방의료행위)에 포함된다." 라고 하였습니다.

그런데 [형법] 제20조는 위법성이 조각되어 처벌되지 아니하는 정당행위에 관하여 "법령에 의한 행위 또는 업무로 인한 행위, 기타 사회 상규에 위배되지 아니하는 행위는 벌하지 아니한다." 라고 규정하고 있고, 같은 법 제20조 소정의 '사회상규에 위배되지 아니하는 행위'라 함은 법질서 전체의 정신이나 그 배후에 놓여 있는 사회윤리 내지 사회통념에 비추어 용인될 수 있는 행위를 말하고, 어떠한 행위가 사회 상규에 위배되지 아니하는 정당한 행위로서 위법성이 조각되는 것인지는 구체적인 상황 안에서 합목적인, 합리적으로 고찰하여 개별적으로 판단되어야 할 것이고, 이와 같은 정당행위를 인정하려면,
첫째, 그 행위의 동기나 목적의 정당성.
둘째, 행위의 수단이나 방법의 상당성.
셋째, 보호이익과 침해이익과의 법익균형성.
넷째, 긴급성.
다섯째, 그 행위 외에 다른 수단이나 방법이 없다는 보충성… 등의 요건을 갖추어야 합니다.
그렇다면 수지침 시술행위가 [형법] 제20조 소정의 정당행위에 해당될

수 있는지에 관하여 판례는

"일반적으로 면허 또는 자격 없이 침술행위를 하는 것은 의료법 제25조(현행 의료법 제27조)의 무면허 의료행위에 해당되어 의료법 제66조(현행 의료법 제87조)에 의하여 처벌 되어야 하고, 수지침 시술행위도 위와 같은 침술행위의 일종으로서 의료법에서 금지하고 있는 의료행위에 해당되며, 이러한 수지침 시술행위가 광범위하고 보편화된 민간요법이고, 그 시술로 인한 위험성이 적다는 사정만으로 그것이 바로 사회상규에 위배되지 아니하는 행위에 해당된다고 보기는 어렵다고 할 것이나,

수지침은 시술부위나 시술방법 등에 있어서 예로부터 동양의학으로 전래되어 내려오는 체침의 경우와 현저한 차이가 있고, 일반인들의 인식도 이에 대한 관용의 입장에 기울어져 있으므로, 이러한 사정과 함께 시술자의 나이, 체질, 건강상태, 시술행위로 인한 부작용 내지 위험발생 가능성 등을 종합적으로 고려하여 구체적인 경우에 있어서 개별적으로 보아 법질서 전체의 정신이나 그 배후에 놓여있는 사회윤리 내지 사회통념에 비추어 용인될 수 있는 행위에 해당한다고 인정되는 경우에는 형법 제20조 소정의 사회상규에 위배되지 아니하는 행위로서 위법성이 조각된다." 라고 하였습니다.

위에 열거한 2000년 4월 25일 대법원 판례 이후로 수지침에 대한 법원의 판단도 조금은 너그러워졌지만 내가 수지침으로 치료할 1980년대 초에는 경찰서에서는 수지침을 대단한 사회악으로 규정지어 놓고 수지침으로 치료하는 의료행위를 눈에 불을 켜고 색출하던 시기로 짐작이 됩니다. 여하튼 점점 집으로 찾아오는 환자가 많아지면서 주변에 소문이 나고 경찰에서도 알게 되었습니다. 사실 정확히 말하면 경찰서 직원 중에

도 치료목적으로 나를 찾아 집을 방문한 사람은 10여 명도 넘습니다.

나는 전과자가 되었습니다. 어느 날 집으로 들이닥친 두 명의 경찰서 직원과 함께 경찰서로 연행되었고 무면허 의료행위로 기소되고 말았습니다. 집을 찾아 나와 평소 안면이 있던 경찰관들은 그들 자신이 치료를 받았음에도 불구하고 슬슬 눈을 피하였습니다. 요즘 같으면 함정수사를 거론하여 기소할 수도 없겠지만 격동의 80년대 경찰의 횡포는 말하지 않아도 잘 알고 계실 것입니다.

천만다행으로 경로당과 양로원의 노인분들께서 탄원서를 보내 주셔서 인지 아니면 돈을 받지 않아서인지 이유는 모르겠지만 경찰서 유치장에서 하루를 보내고 그 다음날 '기소유예' 처분을 받고 풀려났습니다. 정말 억울했지만 별다른 대안이 없었으며 소크라테스의 '악법도 법이다.' 라는 말만 생각이 났습니다. 악법은 정말 사라졌으면 좋겠습니다.

만정이 다 떨어져 그날 이후로 수지침 치료를 모두 중단하였습니다. 그러나 소화불량 증세 때문에 그냥 넋 놓고 있을 수만은 없었습니다. 그러다가 단학선원을 찾게 되었습니다. 배꼽 아래 단전에 기를 모아 자신을 치료하고 또 나아가서는 타인을 치료할 수 있다는 것이 핵심사항이었습니다. 이미 수지침에서도 염파요법이라는 것이 있어서 굳이 손바닥에 침을 찌르지 않아도 가벼운 질병은 쉽게 치료가 되는 방법을 이미 알고 있었지만 단학선원에서의 수련은 조금 더 향상된 무언가가 있는 듯하지만 잘 설명하기는 역시 어렵습니다.

이왕 내친김에 천도선법이라는 곳도 방문해 보았습니다. 그놈이 그놈이었습니다. 돈을 벌려고 눈이 뒤집힌 집단이었습니다. 지금 돌이켜 보면 인간은 누구나 타인을 치료할 수 있는 에너지를 방출할 수 있으며 가벼운 질병은 손쉽게 치료가 되는 원리를 이용하여 질병을 치료하여 주고 깜짝 놀라게 하면서 혹세무민하고 있는 가련한 집단임을 뒤늦게 알게 되었습니다.

순서가 조금 바뀌었습니다. 수지침 치료를 하면서 경험한 일입니다. 먼저 제 친구를 소개해야겠습니다. 이 친구에게 상세한 경위를 듣지는 않았지만 식사 때마다 청양고추가 맛이 있어서 몇 년을 매 끼니마다 청양고추만 먹었더니 위장병이 심해져서 병원을 다녔다고 합니다. 그런데 병원의 치료만으로는 낫지 않아서 6개월 정도 산속에 기거하면서 뱀, 개구리, 각종 산야초만 먹고 위장병을 고쳤다고 하는 친구입니다. 그런데도 지금 와서 가만히 친구의 얼굴을 떠올려 보니 그 친구도 소화불량을 오랫동안 앓아왔던 것으로 추측이 되었고 나름대로 위장병을 치료하기 위해 노력했던 것으로 생각됩니다.

어느 날 소화불량 증세로 고생하는 나를 책상에 엎드리게 하더니 흉추를 세게 눌러 줍니다. 등에서는 '으드득' 하고 소리가 나더니 1분도 안 되어서 속이 편안해졌습니다. "아이고, 하나님 감사합니다." 감사의 소리가 절로 나왔습니다. 몰랐습니다. 이때 당시에는 등을 누르면 어떤 이유로 소화가 되는지 몰랐습니다. 치료를 해 준 내 친구도 몰랐고 세상 그 누구도 흉추를 펴주면 소화가 되는 원리를 설명할 수 없었습니다.

이 사건은 이후에 내가 척추교정을 배우게 된 이유가 되었으며 먼 훗날에야 비로소 뱃속의 가스를 배출시키는 통로를 일시적으로 확보하여 복부의 가스를 배출시켜 상복부위 불편함이 해소된다는 것을 알게 되었습니다. 아쉬운 것은 당장 불편함은 해소되지만 근본적인 치료는 되지 않는다는 것이었습니다.

흉추만 바로 펴 주어도 즉시 소화불량 증세가 해소되는 것을 확인하고 척추교정을 배우기로 결심하였습니다. 척추교정의 치료원리는 척추가 바로서면 만병이 물러간다는 것이었는데 이 방법의 문제점은 오늘 척추를 바로 펴 놓아도 내일이면 또다시 문제가 발생한다는 것입니다. 원래대로 악화되는 시기만 다를 뿐이지 근본원인을 치료하는 방법은 못 되었습니다.

그렇지만 요추의 통증을 치료하거나 소화불량을 치료할 때 보조적인 수단으로는 좋은 방법임에는 틀림없습니다. 특히 요추의 통증은 요추 주위의 근육을 치료함과 동시에 물리적으로 비틀어진 요추의 자리를 바로잡는 것이 매우 효과적임을 이후에 피를 뽑아서 치료하는 부항요법과 같이 사용하면서 확신하게 되었습니다.

하지만 척추가 바로서야 건강하다는 논리는 조금의 문제가 있는 것으로 보입니다. 인체의 오장육부가 문제를 일으키고 이차적으로 척추 주변의 근육이 힘을 잃게 되어 마지막으로 발생하는 것이 척추의 비틀어짐 현상입니다. 그러므로 인체의 오장육부를 치료하는 것이 우선순위가 되어야 함은 물론이고 오장육부가 튼튼해야 척추가 바로서는 것이 옳다는 결론이 됩니다. 물론 척추교정을 통해서도 나의 소화불량을 치료하기에는 어림도 없었습니다.

친구가 가르쳐준 흉추를 펴는 방법과 수지침, 기치료, 척추교정 등으로 구성된 나의 치료법은 그래도 제법 효능을 보이고 있었지만 나의 소화불량은 흉추를 바로 펴는 것으로 매 순간 고비를 넘기고 있었으며 더 이상의 진전은 없었습니다. 삶에 회의를 느끼게 되었고 사라졌던 두통도 서서히 찾아오고 있었습니다.

명리학을 공부하기로 하였습니다. 도대체 소화불량의 원인이 무엇인지 몸의 치료로는 해결이 안 되므로 또 다른 분야를 찾을 수밖에 없었으며 이번에는 운명학으로 문제에 접근해 보려 합니다. 2년 정도의 공부를 끝내고 실제로 배운 것이 맞는지 확인도 하고 머리도 식힐 겸 '김영동 역학연구소' 라는 간판을 걸고 업무를 시작했습니다. 당연히 질병을 치료하는 데에는 실패하였습니다. 하지만 1년도 채 되기 전에 간판을 내리고 말았습니다. 만약 정해진 운명이 있다면 그리고 운명대로 살게 된다면 너무 재미없을 것 같고 그야말로 삶은 아무런 의미가 없게 되니까요. 그리고 영원히 명리학은 쳐다보지 않기로 하였습니다.

명리학을 공부하면서 명리학을 가르쳐 주시던 선생님께 수지침과 그동안 터득한 치료법들을 가르쳐 드리고 있었습니다. 그러던 중 갑자기 나를 호출하였습니다. 서울에 '우주 초염력' 이라는 학회가 있는데 같이 가 보자는 것이었습니다. 앞뒤 가릴 겨를도 없이 급하게 서울로 상경하였고 그곳에서 나는 또 한 번 경이로운 광경을 목격하게 됩니다. 우주초염력이라는 에너지를 2분간 주입하면 놀랍게도 80% 정도의 인원이 일제히 통증이 해소되는 실로 눈뜨고도 믿지 못할 광경을 목격하였습니다.

놀랄 만한 일은 그 뒤에도 일어났습니다. 이런 우주의 에너지로 사람을 치료하는 능력은 1년 정도 수련을 하고 능력을 전수받으면 누구나 실행할 수 있다는 것이었으며 나의 몸을 이리저리 관찰하시고는 "이미 충분히 준비가 되었다." 하시며 즉석에서 우주초염력을 전수시켜 주셨습니다. 되돌아오는 차 안에서 갑자기 손바닥이 뜨거워지며 바늘로 찌르는 듯한 느낌도 있었으며 그 후 나의 치료능력도 일취월장하였습니다.

그 후 믿을 수 없는 일들은 더욱더 많이 일어났으며 결국 나는 그동안 손 놓고 있던 치료를 다시 시작하게 되었습니다. 2002년 10월에 '생활기공 건강강좌 및 치료시범' 이라는 제목으로 강좌를 시작하게 되었으며 사진은 단 한 장이 남아 있습니다.

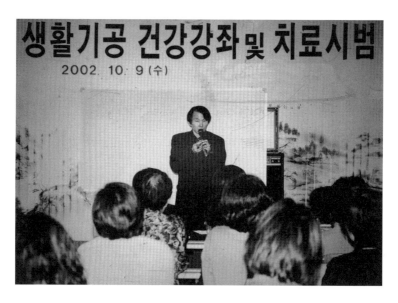

이 치료법은 지금도 간단한 통증의 경우에 가끔 재미삼아 치료에 이용하기도 하며 그 동안의 염파요법, 기 치료 등이 어떤 원리에 의해서 치료가 되었는지 이해하게 되었지만 설명은 따로 하지 않겠습니다. 이 이론은 이론일 뿐 실제로는 다를 수 있을 확률이 많기 때문이며 치료의 효과

와 치료사례를 들면 독자 여러분께서 나를 정신병자 취급을 할까 염려되어 더 이상의 언급은 피하기로 하겠습니다. 그냥 재미 삼아 나의 지난 이야기들을 적어놓은 것이지 더 이상 아무런 의미가 없으므로 그냥 흘려버리시기를 부탁드립니다. 나의 소화불량은 아직도 치료가 되지 않았습니다.

소화불량 증세를 치료하기 위해 봉침, 족침, 이침, 뜸 등을 전국에서 나름대로 명인이라 하는 분들을 찾아다니며 공부하였으며 서점을 뒤져 OO스님의 파스요법, 숟가락으로 긁어서 치료한다는 청혈요법, 웃음만 나오게 하는 엄마손 요법, 약손요법 등등 이루 셀 수도 없는 다양한 치료 방법과 산야초, 식이요법 등 갖가지 방법을 모두 이용해 보았지만 요지부동이었습니다. 어쩌면 나의 소화불량은 영원히 치료하지 못하는 것으로 생각하고 이제 그만 포기해야 하나 싶기도 하였습니다.

그러던 중에 만난 치료법이 부항으로 피를 뽑아서 치료하는 사혈요법이었습니다. 그동안의 치료방법을 통해서 피가 맑아야 건강하다는 것에 인식을 같이 하고 있었고 거의 모든 치료법들이 피를 맑게 하는 데 초점을 맞추고 있었기에 피를 뽑아내서 치료하는 것에 동의하기는 쉬웠습니다.

이번에는 뭔가 달라지고 있었습니다. 그동안 꼼짝도 하지 않던 소화불량 증세가 나아지고 있었습니다. 뱃속에서 소리가 나며 가스가 배출되기도 하였고 금방 상복부가 편안해졌습니다. 수십 년을 괴롭히던 소화불량 증세가 드디어 막을 내리는 듯하였습니다. 그러나 며칠을 넘기지 못하고 나의 소화불량은 다시 재발하였습니다.

하지만 여기서 포기하기는 이르다는 생각이 들었습니다. 이번에는 침과 부항을 준비하였으며 환자를 치료하기 시작했습니다. 분명 소화불량이 일시적이지만 명쾌하게 해소되는 것을 보았고 과거의 치료법과 달리 흉추를 바로 펴는 동작과 같이 사용하였을 경우에 장이 움직이는 것도 확인하였기에 분명히 어떤 부분을 보완하면 근본적인 치료가 될 것으로 보였습니다. 때문에 타인을 치료하면서 답을 찾아가는 것이 옳을 것으로 판단되었습니다.

이제 만성소화불량 환자가 반가워 죽을 지경입니다. 오는 환자마다 즉시 가스를 배출시킬 수 있었으며 어쩌다가 가스배출이 잘 안 되는 경우에는 3일에 걸쳐 계속 치료를 한 적도 있습니다. 인디언이 기우제를 지내면 반드시 비가 온다고 합니다. 그 이유는 비가 올 때까지 계속 기우제를 지낸다는 재미난 이야기가 있습니다. 그와 마찬가지로 뱃속이 움직이고 가스가 배출될 때까지 계속 치료를 하여 나를 찾은 사람은 반드시 속을 편안하게 하여 돌려보냈습니다.

그렇지만 또 한 번 좌절하고 말았습니다. 아무리 치료하여도 자신은 물론이고 찾아오는 환자들의 소화불량 증세를 완전히 퇴치하지는 못하였습니다. 그중에서 어쩌다가 소화가 안 되어 온 환자들은 쉽게 치료가 되었지만, 늘 속이 더부룩하며 만성적으로 소화불량에 시달리는 환자들은 며칠 지나지 않아 재발을 하였습니다.

그러던 와중에 복부의 가스를 더욱 빠른 속도로 배출시키기 위해 배를 만지고 주무르는 등의 물리적인 방법을 동원하는 과정에서 책에는 소개를 하지 않았지만 복부 '리모컨 운동법'을 개발하였습니다. 또 좌측으로 돌아누우면 위장이 아래쪽으로 처지게 되고 우측의 소장이 움직일 공간이 생겨 소장의 움직임이 원활하게 되므로 가스배출이 순조롭게 진행되는 것도 확인하였습니다. 하지만 이런 모든 것들이 소화불량의 완치와는 거리가 멀었으며 그런 세월을 또 십년 이상 보냈습니다.

이번에는 유산균 식품에 관심을 가져 보았습니다. 지금까지의 치료법으로 추측해 보면 소화불량은 뱃속의 가스가 원인으로 추측되며 가스발생을 근본적으로 억제할 수 있다면 완전한 치료법이 탄생할 수도 있을 것 같았기 때문입니다. 유산균은 평생을 소화불량에 시달리면서 제1세대 유산균인 요쿠르트와 요거트를 시작으로 이미 많이 사용해보았던 것이라 신뢰를 하고 있지는 않았지만 제4세대 유산균이 출시되었다고 방송에서 연일 방영되고 있으니 확인해 볼 필요는 있겠다 싶었습니다.

국내에 시판되는 유산균 식품을 모두 사용해 볼 수는 없어서 대략 몇 가지를 구매해서 효능을 검사해 보기로 하였습니다. 두 가지 유산균이 신속하게 반응을 보였으며 대장의 가스를 신속하게 배출시키는 것을 확인하고 주변의 지인들을 통해서 더더욱 효능을 확인하였습니다. 또한 변비의 해소에는 탁월함을 보였으며 변비해소 역시 주변 지인들과 나를 찾아온 환자들을 통해서 일일이 확인하였습니다.

유산균의 효능을 부정할 수도 없었고 부정할 이유도 없었습니다. 지금까지 입으로 들어가서 효과를 나타낸 최고의 것이었습니다. 하지만 유산균으로도 나의 소화불량 증세는 해결되지 않았습니다. 즉, 상복부와 소장의 가스는 유산균으로도 배출되지 않았습니다.

나의 만성소화불량의 완전한 치료이야기는 지금부터 시작됩니다. 많은 소화불량 환자들의 공통된 표현은 가슴이 답답하다, 목에 무언가 걸린 것 같다. 등의 표현입니다. 나의 경우에도 물론 마찬가지입니다. 여기에 착안하여 부항으로 치료하는 치료점을 그 어느 누구도 지목하지 않은 식도 쪽으로 바꾸어 보았습니다.

뜻하지 않게 놀라운 결과가 나왔습니다. 어찌된 일인지 식도의 치료만으로도 뱃속의 움직임이 감지되고 가스가 배출되는 현상이 일어났습니다. 또 갑자기 무슨 영문인지 모르게 그동안 알고 있었던 위장과 소장의 치료점을 포기하고 배꼽을 치료하기 시작했습니다. 소화불량 환자의 대부분이 배꼽 주위에 눌러서 아픈 곳이 많고 긴장감이 느껴졌기 때문인 것으로 추측이 됩니다. 하지만 그동안에는 고정관념 때문에 쉽사리 치료점을 바꾸지 못하였고 또 배꼽을 부항으로 치료하는 것은 부적절하다는 생각 때문일지도 모르겠습니다.

이제야 흉추를 바로 펴면 가스가 일순간에 배출되는 이유를 알 것 같습니다. 풀리지 않았던 만성소화불량과 소화기 질병의 원인이 마치 퍼즐처럼 맞추어졌습니다. 평소 왕래하던 만성소화불량환자들을 초청하였고 치료는 일사천리로 진행되었으며 결과 또한 만족스러웠습니다.

부끄러운 이야기이지만 사실 나는 흡연과 프림이 들어간 인스턴트 커피를 매우 즐깁니다. 커피와 담배는 소화불량을 더욱 악화시키는 주된 요인이며 이론대로라면 흡연과 커피를 즐기더라도 소화불량이 발생하지 않아야 한다고 생각합니다. 생명혈 요법의 완성을 위해서 흡연량과 커피를 늘렸으며 생명혈 요법으로 완전히 극복되는지를 알아보기 위해서였습니다.

1개월 정도 테스트를 하였습니다. 공복에 커피와 담배를 고의적으로 과다섭취하고 결과를 기다려 보기도 하며 가혹한 조건에서도 소화기관이 정상적으로 작동하는지에 대하여 면밀히 관찰하였습니다. 결과는 만족스러운 수준이었지만 개인에 따라서 소화할 수 없는 음식이 존재하며 이는 인체에 특정음식을 소화하는 소화효소가 없기 때문으로 판단됩니다. 이를테면 알코올 분해효소가 없는 사람은 술을 전혀 마실 수 없는 것처럼 기타의 음식들도 사람에 따라서 매우 다른 양상을 보이므로 자신과 잘 맞지 않는 음식은 되도록 피하는 것이 좋을 것으로 추측됩니다.

또한 이 치료법이 빠트린 부분이 없는가를 확인하기 위하여 고령의 환자와 아주 심각한 소화불량 상태의 환자들을 대상으로 검증을 하였으며 과거사례와 같이 치료가 잘 되지 않거나 빠른 재발을 하는 등의 문제점은 아직까지는 발견되지 않고 있습니다.

그렇지만 100%라고 말하는 것은 인간이 내뱉기에 부적절한 단어로 생각됩니다. 새로이 바뀐 치료법으로 현재까지 소화불량 증세가 치료되지 않은 사례는 없지만 아직 확인되지 않은 새로운 원인이 발견될지도 모를 일이기 때문입니다. 그 점을 고려하여 검증하고 검증하기를 반복하여 결과를 제시하였지만 사람의 몸은 기계와 다른지라 또 어떤 변수가 발생할지는 모르며 사람의 한계일지도 모를 일입니다. 그럼에도 불구하고 제목과 본문 중에 완벽한 치료법이며 모두에게 적용되는 방법이라고 하였지만 표현법이 서툴렀다는 생각이 듭니다. 다소 무리한 표현을 독자님들께서 조금만 이해하여 주시기를 부탁드립니다.

나의 질병에 관해 일부 열거하였지만 이 외에도 지난 세월 동안 나와 함께 했던 질병의 종류는 훨씬 더 많습니다. 20세가 되기도 전에 시작된 다리의 통증과 노동으로 인한 근육통, 시력저하, 왼쪽 머리의 떨림, 발가락 마비 외에도 무수히 많은 질병들이 나를 찾아 왔으며 즉시 해결되는 것도 있었고 오랜 시간 함께한 질병들도 있었습니다. 소화불량의 근본원인을 찾아내고 소화불량과의 인연을 끊어 냄으로써 함께한 질병들이 왜 그토록 낫지 않았는지 알게 되었으며 기타 질병의 치료도 시작하였습니다.

지금까지가 자신의 소화불량 증세를 치료하겠다고 죽을힘을 다해 달려온 소설 같은 자신의 이야기입니다. 이렇게 상세히 열거를 하는 이유는 시중에서 이미 들은 민간 치료법, 대체 치료법, 현대의학, 한의학 등과 생명혈 요법을 동일선상에 놓고 보지 말기를 원하기 때문입니다.

생명혈 요법은 과거로부터 전해져 내려오는 동양의학의 혈자리를 그대로 답습하고 부항의 치료법을 거기에 대입시킨 일반적인 부항요법과는 다르기 때문입니다. 또한 서양의학과 동양의학을 공부한 의사들처럼 지금까지 축적된 지식들을 여과 없이 사용하여 치료하는 것과는 차원을 달리하고 있기 때문입니다. 열 명이 치료되었지만 단 한명이라도 치료가 되지 않으면 그 원인을 찾을 때까지 끝까지 추적하여 만들어낸 결과물이기 때문입니다.

최근 한의학에서는 만성소화불량의 원인이 담적에 있다하며 치료하는 방법을 바꾸고 있고 많은 환자들이 한의원을 찾아 담적치료를 받았지만 별로 효과가 없다는 사례는 속출하고 있습니다. 도대체 무슨 근거로 소화불량이 담적이 원인이며 담적치료를 통하여 만성소화불량이 치료되었다는 것인지 도무지 이해할 수가 없습니다. 치료가 되지 않으면 질병의 원인분석이나 치료 방법이 잘못되었는지 확인하는 것이 최우선 과제인데도 불구하고 일부 가벼운 증상의 환자가 치료되는 것만을 이유로 들어 계속 담적치료를 고집한다면 의료의 향상은 기대할 수 없으며 환자의 고통은 더욱 가중될 수밖에 없다는 생각입니다. 생명혈 요법은 한의원의 담적 치료와도 비교를 거부합니다.

충분히 검증되고 확인하지 않은 질병에 대해서는 거론도 하지 않았으며 설령 치료의 방법을 알고 있다 할지라도 충분히 검증되지 않은 질병에 대해서도 말을 아꼈습니다. 오직 확인하고 또 확인하기를 반복하여 거의 완벽에 가깝게 치료되는 질병을 위주로 다루었으므로 지금까지 여러분들이 경험하지 못한 새로운 질병치료의 획기적인 장이 될 것으로 확신합니다.

| 체험사례 1

　제 나이가 60세인데 40년 이상을 소화불량 때문에 고생한 것으로 기억됩니다. 두통도 자주 생겼으며 어깨도 늘 아팠었지요. 가슴이 늘 두근거리는 증상도 있었습니다.

　병원에서는 특별한 증상이 발견되지 않았기에 침을 맞기도 하고 생식법도 해 보는 등 갖가지 방법으로 치료를 하여 보았지만 별로 나아지는 것 같지 않았습니다. 늘 속이 답답하여 밥을 아주 조금만 먹으면서 겨우 버티고 있던 중에 남편의 손에 이끌려 김 선생님을 알게 되었습니다.

　남편의 말에 의하면 대단한 치료능력을 가지고 있으며 바로 낫는다는 것이었습니다. 도무지 믿음이 가지는 않았지만 그렇게 대단한 사람이 왜 이런 촌구석에 있느냐고 반박을 하며 남편이 이끄니 어쩔 수 없이 따라갈 수밖에 없었습니다.

　처음에는 엎드려서 등을 눌렀는데 등뼈에서 '으드득' 소리가 나더니 곧바로 그 자리에 바로 어깨 통증이 사라지는, 도무지 믿을 수 없는 일이 일어났습니다. 그리고는 부항으로 치료를 시작하였는데 30분쯤 지나자 뱃속에서 꼬르륵, 꼬르륵 소리와 함께 장이 움직이는 것을 알 수 있었습니다. 1시간쯤 치료를 마치고 앉아서 등을 두드려 주시는데 트림을 계속하고 있는 자신을 보면서 또 한 번 깜짝 놀랄 수밖에 없었지요. 그동안 저를 괴롭히던 소화불량의 원인이 뱃속에 가득 찬 가스가 원인인 걸 처음으로 알게 되었습니다.

사실 이때만 하더라도 김 선생님의 소화불량에 대한 치료법은 완전하게 재발 없이 치료되는 것이 아니라고 하셨으며 음식에 상당한 주의를 하라는 당부와 함께 1일차 치료를 끝내고 돌아 왔습니다.

이렇게 몇 번인가 치료를 하는 도중에 대상포진이라는 병에 걸리게 되었고 병원을 다니던 중에 대상포진도 침치료 (당시에는 그냥 침치료라고 알고 있었는데 나중에 알고 보니 생명혈 요법이라는 방법으로 김 선생님이 개발하신 것으로 알게 되었습니다) 로 가능하다고 하시면서 이 역시 몇 번의 치료로 쉽게 낫게 되었으며 심장이 두근거리던 증상까지 모두 사라졌습니다.

그렇지만 소화불량과 두통이 아주 없어진 것은 아니고 조금씩 남아 있었습니다. 그리고는 얼마 후에 소화불량 증세를 완전히 해결하는 방법을 드디어 찾으셨다면서 새로운 방법으로 치료를 해 주셨는데 이번에는 뱃속의 움직임이 확연히 다르게 느껴지며 단 1회의 치료로 그동안 조금 남아있던 소화불량 증세와 두통이 완전히 사라지는 경험을 하게 되었습니다. 그 후 2번 정도 더 치료를 하여 40년간 앓아오던 소화불량과 두통, 어깨통증, 심장 두근거림이 불과 2개월이 채 되기도 전에 모두 사라지게 되었으니 무슨 이런 조화로운 일이 있는지 도무지 신기하고 감사할 따름입니다.

지금은 식욕도 왕성해져서 식사량이 보통 사람들과 같게 되었고 아픈 곳이 없으니 새로운 삶을 사는 것 같습니다. 다시 한 번 더 깊은 감사를 드리며 내내 오래도록 건강하시기를 기원 드립니다.

　나는 10여 년 전에 복통이 일상적으로 생기며 밥을 거의 먹지 못하고 살다가 더 이상 견디기가 힘들어 병원을 찾았는데 병의 상태가 매우 안 좋으며 이렇게 되도록 방치를 하였느냐며 약을 처방 받아서 먹었으나 아무런 효과가 없던 중 우연히 김 선생님을 알게 되어 3일 간의 치료를 통해 복통을 치료한 적이 있다.

　그 후 몇 년간은 복통이 없다가 5년 정도 지나서 또 복통이 생겨 김 선생님께 두 번 정도 더 치료를 받았으며 그때마다 씻은 듯이 나았다.

　그렇지만 밥을 먹으면 항상 목에 무언가 걸려있는 느낌과 가슴이 답답한 증상은 늘 달고 살았으며 불편하기는 하였지만 병원을 가 보아도 뚜렷한 병명도 없고 위염이 조금 있고 스트레스로 인해 소화가 되지 않으니 신경을 좀 쓰지 말고 살라는 말만 들었다.

　그러다가 소화불량의 증세가 심해져 몸이 심상치 않음을 느끼고 김 선생님을 방문하였는데 이번에는 복통과 소화불량의 증세를 완전히 해결하는 방법을 찾았다 하시면서 며칠간을 치료하였는데 그렇게 낫지 않던 불편한 증상이 완전히 없어졌다. 그리고는 이 치료법의 이름은 사람의 생명을 살리는 생명혈 요법이라 하셨다.

　진작 이런 방법을 찾지 못하였냐고 여쭈어 보았더니 어떤 책에도 생명혈 요법으로 치료하는 곳을 치료하라는 내용이 없더라는 것이다. 그래서 지난 세월동안 완전하게 치료하지 못하였고 끊임없이 원인을 찾다가 우연치 않게 발견하여 이제 이론을 완성하고 치료법을 체계적으로 정립하게 되었다고 말씀하셨다.

가만히 지난날을 생각해 보니 내가 소화가 잘 안되고 가끔씩 배가 아팠던 기억은 아주 오래 되었으며 어렸을 때부터였던 것 같다. 그토록 오랫동안 앓아 왔던 병이 이렇게 쉽게 낫게 될 줄은 몰랐다. 정말 감사하다.

| 체험사례 3

　일 년에 두 번 정도는 급체를 하여 119 차량을 불러 응급실을 가야만 했었습니다. 특별한 원인은 없고, 또 병원에서도 링거를 맞는 것 외에는 별다른 치료방법도 없었습니다.

　치료방법도 없고 원인도 특별한 것이 없으니 음식을 조심하여 먹기는 하였지만 식사시간만 되면 늘 불안하여 제대로 밥을 먹을 수가 없었음은 물론이고 특별히 맛난 것이 있어도 절대로 욕심을 낼 수가 없었습니다.

　이것이 내 운명인가 싶기도 하고, 그냥 이대로 살다 죽겠구나 하며 자포자기의 심정으로 살고 있을 때 김 선생을 만났습니다. 이래서 "세상에 죽으라는 법은 없구나." 싶은 생각도 들었습니다.

　몇 번인가의 치료를 하였고, 예전 같으면 응급실에 실려 갈 지경인데 그냥 나아졌습니다. 사실 급체를 하면 토하기도 하고 머리가 어지러워서 일어나지도 못하는 것이 증상인데 참 잘 낫는 걸 보니 병원 의사양반보다 훨씬 더 훌륭해 보였습니다.

　평균적으로 2-3개월에 한 번씩은 꼼짝도 못 할 만큼 급체를 심하게 하고 늘 체한 느낌은 그대로 가지고 있었습니다. 그러던 어느 날, 또 심하게 급체를 하여 김 선생을 모셔왔는데 이번에는 치료방법이 예전과는 조금 다른 듯하였으며 회복 속도도 확연이 빠른 것 같았습니다. 며칠 지나서 물어보니 치료방법이 바뀌었으며 앞으로는 자주 체하는 일이 없을 거라고 말씀하십니다.

그 후로 6개월이 지난 지금까지 별 탈 없이 잘 지내고 있는 것을 보니 특별한 방법인가 봅니다. 감사드립니다.

| 체험사례 4

소화불량, 어깨통증, 두통, 무릎, 허벅지, 허리, 장딴지, 발목통증, 변비 등이 제가 가지고 있는 질병들입니다. 제 주변에서는 이런 저를 보고 흔히 말하는 걸어 다니는 종합병원이라고 합니다.

치료는 안 해본 것이 없고 이제는 지쳐서 더 이상 병원을 가볼 생각도 들지 않았습니다. 그러던 중에 생명혈 요법을 만났습니다. 소화불량 증세를 3일 만에 완치수준의 치료가 가능하다는 이야기를 들었을 때의 황당함이란…

밑져야 본전이라는 생각으로 3일이면 결과가 나온다니 치료를 해 보기로 하였습니다. 첫날 1시간 정도 치료를 하였는데 트림이 계속 나왔으며 과거의 트림과는 많은 차이를 보였습니다. 뱃속 깊은 곳에서 트림이 나온다고 해야 할까요? 좌우지간 한번 시작된 트림은 멈추지 않고 계속 나왔으며 뱃속이 편안해진 느낌이었습니다.

3일 정도 치료해보고 별 소용이 없으면 그만 두어야겠다는 생각으로 시작한 일인데 하루 만에 이런 효과가 나타나는 것을 보고 적잖이 놀랐으며 왠지 믿음이 가기 시작했습니다. 머리도 가벼워졌고 어깨 통증도 많이 줄어든 것 같아 기분이 몹시 좋아졌습니다.

이튿날도 같은 방법으로 치료를 하였는데 어제만큼 많은 트림은 하지 않았지만 그래도 역시 조금의 트림이 나왔습니다. 아참, 어제 저녁밥은 오랜만에 맛있게 먹었습니다. 원래 제가 먹는 식사의 양은 아주 조금입니다. 1/3 공기의 밥도 겨우 먹는데 밥을 먹고 나면 윗배가 더부룩해지기 때문에 아주 조심해서 먹기는 하지만 그래도 늘 더부룩합니다. 그런데 어제저녁과 오늘아침에는 거의 밥을 한 그릇을 먹었는데 아무렇지도 않습니다.

이틀째 치료를 하고나니 몸이 훨씬 가벼워진 느낌입니다. 여러 곳을 방문하면서 침과 뜸으로 치료해 보기도 하고 단식원에도 가 보았으며 생식도 해 보았는데 조금의 차도는 있었으나 모두 실패하였던 터라 별로 기대를 하지 않고 시작한 치료인데 고작 이틀 만에 이런 결과가 나오니 놀랍기만 할 뿐입니다.

하지만 다른 통증의 치료는 시간이 다소 걸릴 수 있다 하시며 치료는 법률적인 문제 때문에 환자 자신이 직접 할 수 없는 특별한 경우에만 해 주시고 할 수 있는 사람은 직접 하거나 가족의 도움을 받으라고 하셔서 남편과 함께 열심히 관찰하고 배웠습니다. 잘 모르는 것은 전화로 문의하라고도 하시네요.

잘할 수 있을지 걱정도 되고 겁이 나기도 했지만 집으로 돌아와 가르쳐 주신 대로 한 곳 두 곳 치료를 해 보니 특별한 어려움은 없었습니다. 한 번은 부항으로 압착하여 두었더니 피와 함께 거품이 생겨서 깜짝 놀라 전화를 드렸더니 압착이 제대로 안되어 공기가 들어가서 거품이 생기니 걱정 말라고 하셨습니다.

약 1개월 정도를 치료하였는데 피를 뽑아 치료하는 곳마다 시꺼먼 피가 쏟아져 나왔고 어떤 곳은 피가 아예 나오지도 않는 곳도 있었습니다. 내 몸속의 피가 이렇게 더럽게 되었으니 이렇게 아픈 곳이 많겠다는 곳을 처음으로 느끼게도 되었습니다.

특히 다리 쪽은 전에는 잘 알지 못하였는데 잘 살펴보니 아프지 않은 곳이 없었습니다. 너무 욕심을 부려서 피를 마구 뽑지 말라고 하셨기에 빨리 낫고 싶은 생각은 간절하지만 조금 쉬어가기로 하였습니다.

"하늘이 무너져도 솟아날 구멍은 있다." 라는 말이 저한테 해당되는 말인가 싶기도 합니다. 며칠 후에 생명혈 요법의 김 선생님을 오랜만에 찾았습니다. 이런 저런 얘기 끝에 "하늘이 무너져도 솟아날 구멍은 있다." 라는 말씀을 드렸더니 "옳습니다. 세상 어떤 일이라도 문제가 생기면 해결할 방법도 있지요. 다만 하늘이 무너졌을 때 솟아날 구멍이 어디에 있는가를 찾아내는 것이 사람이 해야 할 일입니다." 라고 하십니다. 듣고 보니 과연 훌륭한 생각이십니다. 이런 생각을 가지신 분이기에 이렇게 훌륭한 치료법을 만드신 것이 아닌가 생각됩니다. 아직은 생명혈 요법의 치료법이 완전하지는 못하므로 좀 더 보완하여 발표하시겠다고 하시니 그날이 기대됩니다.

| 건강하게 100세까지 사는 것은 꿈이 아니다

이 책의 시작은 만성소화불량의 치료원리와 치료방법에 대해 시작하였으나 결론부터 말하자면 '100세까지 건강하게 살기'이다. 만성소화불량 증세의 치료만으로 두통, 어깨통증, 위염, 위산과다, 식도염, 과민성대장증후군, 당뇨병 환자의 저혈당 쇼크증상 등과 그 외에도 소화불량과 연관된 인체의 수많은 질병들이 80% 이상이 나아지는 것을 필자는 확인하였으며, 아주 고령의 소화불량 환자의 치료와 기타 노환으로 인한 질병의 치료를 통하여서 100세까지 건강하게 사는 것은 아주 쉽다는 결론에 이르게 되었다.

고령으로 인간이 죽음에 이르는 이유는 심장의 박동이 멈추는 것이다. 심장이 박동을 멈추는 이유는 크게 두 가지 정도로 나눌 수 있다. 첫 번째는 복부의 가스가 체외로 배출되지 못해 음식을 섭취하지 못하는 경우이며 이때 위장이 부풀어 올라 심장을 압박하여 심정지에 이르거나 혹은 음식물을 섭취하지 못하여 에너지원의 고갈로 인한 심정지를 일으켜 사망하는 경우이다.

두 번째는 혈액을 정화하는 기관인 신장과 간의 기능이 떨어져서 혈액이 탁해졌으며 탁해진 혈액이 더 이상 심장의 운동을 유지시키지 못해서 심정지를 일으켜 사망하는 경우이다.

심정지를 일으키는 두 가지 요인을 완전하고 영원히 제거할 수는 없겠지만 생명혈 요법의 치료로 최대한 늦출 수 있다는 것이 그동안 고령의 환자들을 치료하면서 얻은 결론이다.

사망에 이르는 시간을 늦춘다고 건강하게 사는 것은 아니다. 다음으로 중요한 것은 골격의 정상적인 유지이다. 척추가 바로잡혀 있어야 하겠으며 관절 등에도 문제가 없어야 100세까지 사는 것이 축복받을 일이지만 여기저기 쑤시고 통증 때문에 보행 장애 등의 문제를 일으키고 정상적인 사회생활을 할 수 없는 100세라면 아무도 축복해 주지 않을 것이며 상황이 나빠져 행여 치매라도 걸리거나 중풍의 질병이라도 발생한다면 축복은커녕 100세까지 산다는 것은 재앙이 될 것이다.

다시 한 번 거듭 강조하자면 고령이 되어서 건강하지 못한 원인의 많은 부분을 소화불량이 차지하고 있으며 지금까지 완전한 소화불량의 원인과 치료방법이 없었기 때문에 그로 인해 발생되는 수많은 질병들마저도 치료가 불가능하여 노인 대부분이 온갖 질병에 시달리고 있다는 것이다.

이에 생명혈 요법이 탄생하여 소화불량의 원인규명은 물론이고 쉽고 빠르게 치료되며 나아가서 소화불량 때문에 발생하는 수많은 다른 질병의 치료마저도 손쉽게 되고 있다는 것에 주목하시길 바란다.

농담 삼아 주변의 비슷한 또래와 기대수명에 대한 이야기를 해보면 50세에서는 대체로 70세에서 75세 정도로 나타난다. 그러나 막상 70세가 되면 기대수명은 다시 80세 이상으로 나타나며 80세가 되면 다시 90세로 기대수명은 높아지게 된다. 실제로 여건이 허락한다면 70세에서 75세이거나 통계청의 기대수명처럼 82.7세로 생을 마감하고 싶은 사람은 아무도 없다.

오래 살고 싶은 것은 인간이면 누구나 누리고 싶은 최고의 욕망이다. 그러나 어떤 사람은 재력이 안 되어서 또 어떤 사람은 80세를 넘기면 건강을 자신할 수 없어서 자신의 기대수명을 낮추어 말하는 것으로 추측된다. 70세 정도가 되면 각종 질병에 시달리고 80세가 되면 거의 모든 노인들이 힘이 없어지고 정상적인 사회생활을 하지 못하며 그들의 자녀들로부터 천덕꾸러기로 살아가는 경우를 보고 배우면서 학습을 하였기 때문에 그런 삶을 살지 않기 위해서 적당히 살다가 때가 되면 떠나는 것이 자신에게 훨씬 유리하므로 만들어진 것이 지금의 기대 수명이다.

하지만 언제 죽을지는 아무도 알 수 없다. 그러므로 알 수 없는 미래를 대비하기 위해 돈을 축적하려 죽기 살기로 일을 한다.

나는 독자 여러분께 감히 말하려 한다. 지금 이 순간에도 행복하고 편안한 노후를 위하여 각종 질병에 시달리며 죽기 살기로 일하고 있는 분들께 말하려 한다. 그렇게 축적한 돈으로는 결코 행복하고 편안한 노후가 보장되지 못한다는 것을 말해주려 한다. 행복하고 아름다운 노후를 위해서는 돈을 축적하는 것이 아니라 건강을 축적해야 된다는 것을 말해주려 한다.

늙고 병들었을 때 축적된 돈이 자신을 위해 무엇을 해줄 수 있을 것인지를 생각해 보라. 병원의 의사가 자신의 질병을 치료해 줄 것으로 믿어 의심치 아니하고 또한 그러한 사례를 눈으로 목격하였거든 죽기 살기로 돈을 축적하시라.

무작정 일만 하다가 닳아 없어진 연골은 인공연골로 바꾸고 고관절도 인공으로 바꾸며 암이 발생하면 그동안 가입하였던 보험에서 치료비를 보장받아서 수술하면 된다. 그나마 이 경우엔 다행한 편이다. 수술로 해결되지 않는 수많은 원인불명의 질병과 노인성 질병이라 하여 돈이 아무리 많아도 더 이상 손 쓸 수 없는 질병은 무수히 많다.

그때에 그 잘난 돈이 해줄 수 있는 것은 팔뚝에 링거를 꽂고 산소마스크를 씌워줄 뿐이다. 의사는 차트를 들고 왔다 갔다 하면서 당신의 그 잘난 돈을 곶감 빼먹듯이 쏙쏙 뽑아낼 것이다. 또한 돈이 많으면 입원실도 특실을 사용할 수 있으니 젊어서 고생하여 돈을 모아두기를 참 잘했다며 행복해할 수 있을 것인가에 대하여서 심각하게 고민하시길 바란다.

"돈이 없어도 육체가 건강하면 행복한 노후가 보장된다." 이 말은 30년 전만 하더라도 함부로 쓸 수 없는 말이었다. 그 시절에는 돈이 없는 80세나 90세는 상상도 할 수 없던 시절이다. 하지만 2020년 현재는 다르다. 아직 사회보장제도가 미흡하기는 하지만 건강한 노인이 굶어죽을 정도는 아니다. 경로당에 가도 식사를 제공하고 교통비조차 필요 없으며 체력만 되면 노인 일자리도 제공해 준다.

물질에 욕심을 내지 않으면 국가가 지원하는 것만으로도 충분히 여생을 즐길 수 있다. 시대에 따라 급변하는 문물에 욕심을 내어 신제품이 출시될 때마다 TV를 바꾸고 싶어 안달이 나는 노인이 아니라면 건전하고 건강한 노후를 누구나 꿈꿀 수 있으며 실현 가능한 일이 되도록 살 만한 세상이 되었다.

"건강은 건강할 때 지키라."는 말도 있고 우리는 인사처럼 "건강하십시오."를 입에 달고 산다. 그런데 정작 건강한 삶을 영위하게 하기 위해 상대에게 무엇을 어떻게 하거나 해 줄 수는 없다. 단지 희망사항일 뿐이다. 조금 더 적극적인 방법으로는 홍삼선물세트를 보내 주거나 운동기구를 추천하기도 하는 등의 방법이 있지만 결코 건강을 선물하지는 못하며 건강에 도움이 되지도 못함은 이미 쌍방이 잘 알고 있다.

이 책은 건강하게 사는 최고의 방법이 탄생하였음을 알리고자 한다. 입으로만 건강을 강조하는 것이 아니라 건강하게 100세까지 살기 위한 노력이 그리 어려운 일이 아니며 많은 시간과 학습을 필요로 하는 것도 아님을 강조한다. 형식은 버리고 꼭 필요한 부분만 삽입하였으며 책으로 이해되지 않는 부분은 동영상으로 제작하여 네이버 카페에 올려 두었으니 참고하시면 되겠으며 그래도 이해가 되지 않는 부분이 있다면 네이버 카페를 통한 온라인과 오프라인에서도 필자와 교류할 수 있는 길을 열어 두었으니 활용하시길 바라며 건강하게 100세까지, 아니 100세를 넘어 그 이상 아름다운 노후를 보내시길 염원 드린다.

| 맺음말

    건강하게 산다는 것이 인간의 최고 행복이라는 것에 이견을 제시할 사람은 없을 것이다. 하지만 정작 어떻게 하여야 건강한 삶을 영위할 수 있는가에 대해서는 정확한 답변을 제시하기가 결코 만만하지가 않다. 학습을 통하여 각자의 생각들을 말하기는 하지만 자신들만의 방법으로 건강하게 사는 이는 별로 없다.

    필자는 정확한 원인규명은 물론이고 치료방법조차 모호한 만성 소화불량의 근본적인 원인을 밝혀내어 명쾌한 치료법을 찾게 되었고 이제 치료법을 세상에 공개하며 건강한 삶을 영위하는 정답에 가까운 방법을 제시하였다.

    필자는 지난 35년 넘게 자신의 소화불량을 치료해 보겠다고 별의별 치료를 해 보았으며 그 과정에서 타인의 질병을 치료하는 소위 '돌팔이'였다. 아니 정확히 말하자면 '무면허 돌팔이'였다. 이제 양심 있는 의사라면 생명혈 요법이 왜 최고의 방법인지 검증해 보고 지금 병원에서 사용하고 있는 치료방법 중 소화불량에 관한 한 부분만이라도 병원의 진단방법과 치료방법이 잘못되었음을 인정하고 의사 자신이 진정한 돌팔이임을 시인하여야 할 것이다.

    또한 사람을 치료하는 것은 의사만의 특권이 아니라는 것도 말하려 한다. 현재의 현대의학적 의료행위로는 사람을 치료하는 것이 아니라 사람을 죽이는 것임도 인정하여야 한다. 일부 외과적인 수술방법은 현대의학의 쾌거임이 분명함은 아무도 부정할 수 없다. 그러나 소화기계 질병은 아직 걸음마도 떼지 못한 초보 수준임을 양심 있는 의사라면 이미 알고 있을 것으로 추측된다. 이런 이유는 다시 한 번 말하거니와 정확한 질병의 원인을 파악하지 못하는 오류에서 시작된 것이다.

이렇듯 원인만 알면 누구나 쉽게 치료할 수 있는 것이므로 질병을 치료하는 것이 공부를 많이 한 의사의 전유물이 아니다. 또한 고치지도 못하는 수준의 의료기술로 환자는 막대한 고통을 받고 그에 따른 의료비는 천문학적 수준에 이르고 있다.

만약 만성 소화불량 한 분야만이라도 현재의 치료법을 고집할 것이 아니라 필자가 만들어낸 생명혈 요법으로 대체한다면 만성 소화불량의 해소는 물론이고 그에 파생되는 두통, 위염, 위산과다, 복통, 속쓰림, 과민성대장 증후군 등의 질병까지 한꺼번에 해결되어 위와 같은 질병으로부터 고통 받는 환자들이 광명을 찾을 것이며 막대한 의료비가 절감되어 국가경제에도 큰 보탬이 될 것이다.

지금 이 순간에도 많은 만성 소화불량 환자들이 병원을 찾고 또 병원에서 치료하지 못하여 한의원을 방문하고 그래도 치료가 되지 않으면 전국에 산재해 있는 민간요법, 대체요법으로 치료하는 무면허 돌팔이들을 찾아 헤매고 있을 것이다. 침, 뜸 등으로 치료할 수 있다 할 것이고 족욕, 온욕을 제시할 것이다. 생식으로 치료할 수 있다 할 것이며, 체질을 이유로 들어 체질 개선법을 제시할 것이고, 척추가 바로 펴져야 한다며 척추교정을 권할 것이며, 또 각종 산야초가 효염이 있다며 산야초를 권할 것이고 소식, 단식 등 수많은 방법들을 제시할 것이다.

필자는 그들에게도 감히 말하려 한다. 지난 35년 동안의 경험으로 그 어느 치료법도 만성 소화불량 증세를 완전하고 재발 없이 해결하지는 못한다는 것을 이미 확인하였다. 과감하게 현재 사용하고 있는 치료법을 내던져 버리시길 바라며 더 이상 잔재주로 혹세무민 하시지 말기를 간곡히 부탁드린다. 이런 주장이 황당하고 믿지 못하겠다면 즉시 생명혈 요법 중 제1·2생명혈의 치료방법으로 1시간만 실시해 보면 황당하고 믿지 못할 일이 아니라는 것을 쉽게 확인할 수 있을 것이다.

혹시 필자의 이론에 잘못된 부분이 있을지도 모른다. 하지만 만성 소화불량이 쉽게 치료되는 것에는 아무런 문제가 없다. 나는 서론에서 말한 것처럼 박사도 아니고 의사도 아니기에 나의 이론에 오류가 있을 수도 있고 설명에 미진한 부분이 있을 수도 있다. 행여 이런 부분들은 수정, 보완하여 더욱더 완전한 치료방법을 찾아내어 주시고 생명혈 요법을 세상에 알릴 특별한 방법이 없어 한 권의 책으로밖에 남기지 못하는 필자를 대신해 이 치료법을 널리 배포해 주실 것을 의사, 박사님과 영향력 있는 사회 지도층 인사들께 부탁드린다.

지난 수십 년의 세월을 돌이켜 보니 참으로 먼 길을 되돌아 온 것 같다. 영원히 만성소화불량을 치료하는 방법을 찾을 수 없을 것 같다는 생각을 수도 없이 하였다. 더 늦기 전에 만성 소화불량의 원인을 찾고 그에 따른 치료방법을 찾게 된 것은 참으로 다행스러운 일이 아닐 수 없다. 두 번 다시는 자신의 질병을 치료하겠노라고 인생을 모두 허비하는 필자와 같은 불행한 사람이 이 땅에 없기를 바라며 그동안 의사도 아니고 박사도 아닌 필자에게 기꺼이 몸을 빌려주어 치료법을 완성하게 해준 환자들에게 다시 한 번 더 감사드리며 글을 맺는다.

책의 내용만으로 이해가 어려운 부분은
아래 주소에서 동영상 강좌를 참고하십시오.

https://cafe.naver.com/sangmienghiel
네이버 카페 '생명혈 요법'을 검색하세요.

▌치료일지

치료일시	
치료점	
부항횟수	
혈액량	

memo

치료일시	
치료점	
부항횟수	
혈액량	

memo

치료일시	
치료점	
부항횟수	
혈액량	

memo

치료일시	
치료점	
부항횟수	
혈액량	

memo

치료일시	
치료점	
부항횟수	
혈액량	

memo

치료일시	
치료점	
부항횟수	
혈액량	

memo

치료일시	
치료점	
부항횟수	
혈액량	

memo

치료일시	
치료점	
부항횟수	
혈액량	

memo

치료일시	
치료점	
부항횟수	
혈액량	

memo

치료일시	
치료점	
부항횟수	
혈액량	

memo

치료일시	
치료점	
부항횟수	
혈액량	

memo

치료일시	
치료점	
부항횟수	
혈액량	

memo

치료일시	
치료점	
부항횟수	
혈액량	

memo

치료일시	
치료점	
부항횟수	
혈액량	

memo

치료일시	
치료점	
부항횟수	
혈액량	

memo

치료일시	
치료점	
부항횟수	
혈액량	

memo

치료일시	
치료점	
부항횟수	
혈액량	

memo

치료일시	
치료점	
부항횟수	
혈액량	

memo

치료일시	
치료점	
부항횟수	
혈액량	

memo

치료일시	
치료점	
부항횟수	
혈액량	

memo

치료일시	
치료점	
부항횟수	
혈액량	

memo

치료일시	
치료점	
부항횟수	
혈액량	

memo

치료일시	
치료점	
부항횟수	
혈액량	

memo

치료일시	
치료점	
부항횟수	
혈액량	

memo

치료일시	
치료점	
부항횟수	
혈액량	

memo

치료일시	
치료점	
부항횟수	
혈액량	

memo

치료일시	
치료점	
부항횟수	
혈액량	

memo

치료일시	
치료점	
부항횟수	
혈액량	

memo

치료일시	
치료점	
부항횟수	
혈액량	

memo

치료일시	
치료점	
부항횟수	
혈액량	

memo

치료일시	
치료점	
부항횟수	
혈액량	

memo

치료일시	
치료점	
부항횟수	
혈액량	

memo

치료일시	
치료점	
부항횟수	
혈액량	

memo

치료일시	
치료점	
부항횟수	
혈액량	

memo

치료일시	
치료점	
부항횟수	
혈액량	

memo

치료일시	
치료점	
부항횟수	
혈액량	

memo

치료일시	
치료점	
부항횟수	
혈액량	

memo

치료일시	
치료점	
부항횟수	
혈액량	

memo

치료일시	
치료점	
부항횟수	
혈액량	

memo

치료일시	
치료점	
부항횟수	
혈액량	

memo

치료일시	
치료점	
부항횟수	
혈액량	

memo

치료일시	
치료점	
부항횟수	
혈액량	

memo

치료일시	
치료점	
부항횟수	
혈액량	

memo

치료일시	
치료점	
부항횟수	
혈액량	

memo

치료일시	
치료점	
부항횟수	
혈액량	

memo

치료일시	
치료점	
부항횟수	
혈액량	

memo

치료일시	
치료점	
부항횟수	
혈액량	

memo

치료일시	
치료점	
부항횟수	
혈액량	

memo

치료일시	
치료점	
부항횟수	
혈액량	

memo

치료일시	
치료점	
부항횟수	
혈액량	

memo

치료일시	
치료점	
부항횟수	
혈액량	

memo

치료일시	
치료점	
부항횟수	
혈액량	

memo

치료일시	
치료점	
부항횟수	
혈액량	

memo

치료일시	
치료점	
부항횟수	
혈액량	

memo

치료일시	
치료점	
부항횟수	
혈액량	

memo

치료일시	
치료점	
부항횟수	
혈액량	

memo

치료일시	
치료점	
부항횟수	
혈액량	

memo

치료일시	
치료점	
부항횟수	
혈액량	

memo

치료일시	
치료점	
부항횟수	
혈액량	

memo

치료일시	
치료점	
부항횟수	
혈액량	

memo

만성소화불량 3일 만에 탈출하기

지 은 이 김일곤

저작권자 김일곤

1판 1쇄 발행 2020년 2월 1일

발 행 처 하움출판사
발 행 인 문현광
주   소 전라북도 군산시 축동안3길 20, 2층(수송동)
I S B N 979-11-6440-111-6

홈페이지 http://haum.kr/
이 메 일 haum1000@naver.com

좋은 책을 만들겠습니다.
하움출판사는 독자 여러분의 의견에 항상 귀 기울이고 있습니다.

이 도서의 국립중앙도서관 출판예정도서목록(CIP)은 서지정보유통지원시스템 홈페이지(http://seoji.nl.go.kr)와
국가자료종합목록 구축시스템(http://kolis-net.nl.go.kr)에서 이용하실 수 있습니다. (CIP제어번호 : CIP2020002880)